Sigrid Koberger

# Unterstützung der Wahrnehmungsförderung von Menschen mit Demenz

Sigrid Koberger

# Unterstützung der Wahrnehmungsförderung von Menschen mit Demenz

## in der Langzeitpflege

Lehrbuchverlag

**Imprint**
Any brand names and product names mentioned in this book are subject to trademark, brand or patent protection and are trademarks or registered trademarks of their respective holders. The use of brand names, product names, common names, trade names, product descriptions etc. even without a particular marking in this work is in no way to be construed to mean that such names may be regarded as unrestricted in respect of trademark and brand protection legislation and could thus be used by anyone.

Cover image: www.ingimage.com

Publisher:
Der Lehrbuchverlag
is a trademark of
International Book Market Service Ltd., member of OmniScriptum Publishing Group
17 Meldrum Street, Beau Bassin 71504, Mauritius

Printed at: see last page
**ISBN: 978-620-2-49089-4**

# Kurzfassung

Anstoß für die Arbeit, war die Tatsache, dass die Weltbevölkerung immer mehr wächst und älter wird und eine damit verbundene Demenz aufgrund einer längeren Lebenserwartung immer häufiger in Erscheinung tritt. Die Demenz verursacht bei vielen Betroffenen Wahrnehmungsveränderungen. Anhand der Stadien nach Reisberg konnte der Verlauf von Demenz gut dargestellt werden. Um die Wahrnehmung der Betroffenen zu fördern, ist es wichtig entsprechende Interventionen einzusetzen. Die Aromapflege/Aromatherapie, Musiktherapie, Snoezelen-Therapie und die tiergestützte Therapie werden anhand von Studien dargelegt. Wichtig ist, dass die verschiedenen Interventionen zum jeweiligen Verhalten der Patientinnen und Patienten passen. Ziel soll es sein, Möglichkeiten aufzuzeigen, die zu einer Wahrnehmungsförderung von Menschen mit Demenz beitragen und die damit verbundenen Schwierigkeiten im Pflegealltag einer Langzeitpflegeeinrichtung weitestgehend aus dem Weg zu schaffen. Zur Beantwortung der Fragestellung wurde eine systematische Literaturarbeit durchgeführt, wobei die Datenbanken PubMed und Springerlink herangezogen wurden. Eine ergänzende Suche erfolgte auch per Hand. Die dadurch resultierenden Ergebnisse zeigen, dass die verschiedenen Interventionen zu einer Verbesserung im Verhalten der Menschen mit Demenz führen können. Es wird aber auch deutlich gemacht, dass viele Interventionen noch nicht ausgereift sind und noch Forschungsbedarf besteht. Zudem kann aufgezeigt werden, dass die Umsetzung der Interventionen in den Pflegealltag größtenteils noch nicht stattgefunden hat.

## Abstract

The impetus for the work was the fact that the world's population is growing more and more and is getting older, and that dementia associated with it is becoming more and more frequent due to a longer life expectancy. Dementia causes many affected people to change their perception. The course of dementia could be well illustrated on the basis of the stadiums after Reisberg. In order to promote the perception of the affected persons, it is important to use appropriate interventions. Aroma care/ aromatherapy, music therapy, Snoezelen therapy and animal-assisted therapy are presented on the basis of studies. It is important, that the various interventions fit the patient's behaviour. The aim should be to point out possibilities which contribute to a perception promotion of humans with dementia and to create the associated difficulties in the care everyday life of a long-term care facility as far as possible from the way. The method was based on a literature search in the databases PubMed and Springerlink. A supplementary search was also carried out by hand. The resulting results show that the various interventions can lead to an improvement in the behaviour of people with dementia. However, it is also made clear that many interventions are not yet mature and that there is still a need for action. The implementation of integrating the interventions into everyday nursing care has not yet taken place for the most part.

# Abkürzungsverzeichnis

| | |
|---|---|
| FAST | Functional Assessment Staging |
| GDS | Geriatric Depression Scale |
| MMSE | Mini Mental State Examination |
| MSSE | Multi-sensory stimulation environment |
| MSSR | Multisensorischer Stimulationsraum |
| NPI | Neuopsychiatric Inventory |

## Inhaltsverzeichnis

# 1. EINLEITUNG

Laut Schätzungen leben in Österreich 115.000 bis 130.000 Menschen mit Demenz. Bis zum Jahr 2050 wird sich die Anzahl der an Demenz erkrankten Menschen verdoppeln, da das zu erwartende Lebensalter kontinuierlich ansteigt (Bundesministerium für Arbeit/Soziales/Gesundheit und Konsumentenschutz, 2014). Auch die Pflegeabhängigkeit kann häufig durch eine Demenzerkrankung verursacht werden. Teilnehmerinnen und Teilnehmer der Framingham Heart Study (eine epidemiologische Studie über drei Dekaden) wurden zur Untersuchung zur Inzidenz der Erkrankung herangezogen. Die Studie existierte bereits seit 1948. Alle zwei Jahre wurden die Bewohnerinnen und Bewohner auf Gesundheitsparameter untersucht. Neben allgemeinen Gesundheitsindikatoren, wurden auch neuropsychologische Tests (Mini-Mental Sate Examination = MMSE) durchgeführt. Insgesamt rund 40000 Personen wurden im Zeitraum von 1971-2007 in die Analyse miteinbezogen. Das Durchschnittsalter der Teilnehmerinnen und Teilnehmer betrug 72 Jahre. Bei 371 Personen konnte eine Demenzerkrankung diagnostiziert werden. Ein deutlicher Rückgang der Risikorate für Demenzerkrankungen konnte in den Untersuchungsperioden festgestellt werden. Die Risikorate konnte um zirka 20 Prozent pro Dekade gesenkt werden (Dovjak, 2016). Menschen, die an Demenz erkranken, werden oft auch mit Wahrnehmungsveränderungen konfrontiert. Die Wahrnehmung ist ein Prozess, der Aufnahme und Auswahl von Informationen. Die Auswahl dieser Informationen erfolgt über die Sinne, wodurch die aufgenommenen Informationen verarbeitet werden können (Deutsche Alzheimergesellschaft e.V., 2016).

## 1.1. Problemdarstellung

Bei Menschen mit Demenz kann der Wahrnehmungsprozess auf verschiedenen Ebenen beeinträchtigt sein. Unter anderem kann es zu einer Beeinträchtigung der Aufnahme der Informationen kommen. Diese kann zum Beispiel durch ein abnehmendes Seh- oder Hörvermögen zu einer unvollständigen oder verzerrten Wahrnehmung führen. Des Weiteren kann es zur Wahrnehmungsveränderung bei der Auswahl der Informationen kommen. Der Aufmerksamkeitsfilter, welcher Informationen in wichtig und unwichtig unterteilt, ist bei Menschen mit Demenz gestört. Außerdem fällt es den Betroffenen schwer, sich auf mehrere, zur gleichen Zeit auftretende Reize zu konzentrieren. Dabei wird die Unterscheidungsfähigkeit überfordert und die Betroffenen neigen dazu, unsicher zu werden. Die dritte Beeinträchtigung hängt mit der Verarbeitung von Informationen zusammen. Die Betroffenen neigen dazu, schnell abgelenkt zu sein und verlieren bei ihren Handlungen den „roten Faden". Oft vergessen sie die gerade begonnenen Tätigkeiten. Außerdem vergleichen die Betroffenen gerne Wahrnehmungen mit gespeicherten Gedächtnisinhalten. Auf Grund der Erkrankung an Demenz geht aber eine Vielzahl der Gedächtnisinhalte verloren. Inhalte, welche erinnerbar bleiben, entscheiden meist über die daraus resultierende Handlung (Deutsche Alzheimer Gesellschaft e.V., 2016).

Deshalb kann es beispielsweise passieren, dass ein Mensch mit Demenz nicht mehr Zähneputzen kann, er kann jedoch ein altbekanntes Instrument spielen. Zusammenfassend kann gesagt werden, dass es bei einer gestörten Wahrnehmung, beziehungsweise bei einer begrenzten Anzahl an Gedächtnisinhalten zu Handlungen oder Reaktionen kommen kann, welche für andere Personen oft unverständlich sind. Oftmals kommt es bei Menschen mit Demenz auch zu einer Veränderung der Selbstwahrnehmung. Diese tritt mit dem Fortschreiten der Erkrankung ein. Menschen mit Demenz leben in ihrer eigenen Welt. Die Betroffenen erleben vergangene Geschehnisse, als ob sie aktuell geschehen würden. Folgende Beispiele sollen dies veranschaulichen. Ein 80-Jähriger, der in die Arbeit muss oder eine 70-Jährige, die nachhause will, weil ihre Kinder von der Schule kommen. Die Betroffenen erleben sich selbst als jung und dynamisch. In ihren eigenen Vorstellungen können sie vieles noch allein bewerkstelligen. Durch das „Leben in der Vergangenheit" kann es aber auch dazu kommen, dass unangenehme und schreckliche Erfahrungen wiedererlebt werden. Dies kann sowohl Angst, als auch Wut oder Apathie hervorrufen. Hingegen werden Dinge, welche tatsächlich passiert sind, wie beispielsweise der Besuch der Tochter, schnell vergessen. Ein planvolles und gezieltes Handeln ist nicht mehr möglich. Die Betroffenen sehen sich selbst nicht als „krank", sie spüren allerdings Einbußen und Verluste. Doch auch dies wird im nächsten Moment wieder vergessen (Deutsche Alzheimer Gesellschaft e.V., 2016). Des Weiteren können die Verhaltensveränderungen auch zu einer erheblichen Belastung seitens des Pflegepersonals führen. Die Studie mit dem Titel „Herausfordernde Verhaltensweisen und Schmerz bei Demenz – Erfahrungen von Pflegenden in einem Akutkrankenhaus" wurde aufgrund der steigenden Lebenserwartung und die damit verbundene Tendenz zur Demenz, sowie die Überforderung der Pflegenden durch herausfordernde Verhaltensweisen bei Menschen mit Demenz durchgeführt. Diese führen sowohl zu einer Belastung der Patientinnen und Patienten selbst, sowie zu Belastungen der Pflegenden und zu maßgeblichen Veränderungen im Stationsalltag. Ziel der Studie ist es, Belastungen durch herausforderndes Verhalten von Menschen mit Demenz aus Sicht der Pflege in drei verschiedenen Abteilungen festzumachen. Ein weiteres Ziel ist es, Behandlungsmöglichkeiten zur Erleichterung ausfindig zu machen. An der Studie nahmen 46 Pflegenden von drei verschiedenen Abteilungen teil. Die Befragung erfolgte mittels anonymen semistrukturierten Fragebogen. Dieser enthielt geschlossene und offene Fragen zum Thema herausfordernde Verhaltensweisen. Es wurde auch nach der Häufigkeit, mit der sich Interviewpartner mit herausfordernden Verhaltensweisen bei Patientinnen und Patienten befassen mussten, befragt. Ein Großteil der Pflegenden gab an, sich im klinischen Alltag oft bis sehr oft mit herausfordernden Verhaltensstörungen von Patientinnen und Patienten konfrontiert und überfordert zu fühlen. Knapp 60 Prozent der Teilnehmerinnen und Teilnehmer empfanden die Belastung im Umgang mit betroffenen Patientinnen und Patienten als ziemlich stark bis sehr stark (Bienas, Gnass, Mayer, Radbruch, & Lukas, 2019).

Die Auswertung der Befragungen ergibt, dass der Umgang mit neuropsychiatrischen Auffälligkeiten bei Patientinnen und Patienten mit demenziellen Veränderungen bei den Mitarbeiterinnen und Mitarbeitern zu Frustration, Stress, Unzufriedenheit, Erschöpfung und Schuldgefühlen führt. Fast 60 Prozent der Teilnehmerinnen und Teilnehmer empfinden herausforderndes Verhalten als ziemlich bis stark belasten, obwohl sie eine langjährige Berufserfahrung haben (Bienas, Gnass, Mayer, Radbruch, & Lukas, 2019). Aufgrund der Vielzahl an unterschiedlichen Symptomen, die bei der Wahrnehmungsveränderung von Menschen mit Demenz auftreten können, ist es besonders wichtig, dass die Pflege bei der Wahrnehmungsförderung entsprechend unterstützt. Die Wahrnehmungsveränderung kann in vielen Bereichen der Pflege zu Problemen führen. Es kann zu Missverständnissen zwischen Pflegepersonal und den Menschen mit Demenz kommen, da die Wahrnehmung unterschiedlich aufgenommen wird. Deshalb ist es von besonderer Bedeutung, auf die individuellen Bedürfnisse der Betroffenen einzugehen und die Pflege bestmöglich an die auftretende Wahrnehmungsveränderung anzupassen.

## 1.2. Zentrale Begrifflichkeiten

Nachfolgend werden zentrale Begrifflichkeiten dieser Bachelorarbeit wie Demenz, Wahrnehmung und Wahrnehmungsveränderung und Förderung, Langzeitpflege, Snoezelen-Konzept, Aromapflege/Aromatherapie, Musiktherapie sowie tiergestützte Therapie näher erläutert.

### 1.2.1. Demenz

Demenz wird laut World Health Organisation (WHO) als ein Syndrom definiert, dass die kognitiven Funktionen über das normale Altern hinaus beeinflusst. Hierbei werden die Bereiche Denken, das Verhalten, Verschlechterung der emotionalen Kontrolle, die Tätigkeit alltägliche Dinge zu erledigen sowie die Orientierung und die Sprache beeinflusst. Durch eine Beeinträchtigung der kognitiven Funktionen verschlechtert sich meist auch das Sozialverhalten (World Health Organisation, 2017). Nicht nur die Gedächtnisstörung, sondern auch Störungen im Bereich der Orientierung, der Psyche, des Verhaltens oder der körperlichen Funktionen zählen zu den Symptomen der Demenz. Des Weiteren spielen biografische, psychische, genetische, soziale sowie individuelle Faktoren eine wesentliche Rolle. Wichtig für die Tätigkeiten der Pflegenden, ist eine gute Kombination aus sozialen, pflegerischen und therapeutischen Maßnahmen. Dadurch soll es bei den an Demenz erkrankten Personen zu einer Verbesserung kommen. Bei der Demenz werden vier verschiedene Symptomtypen unterschieden. Die Unterteilung wird in kognitive, psychische und körperliche Symptome vorgenommen. Eine weitere Auswirkung ist die Verhaltensveränderung (Kastner, & Löbach, 2014, S.25).

### 1.2.2. Langzeitpflege

Die Langzeitpflege umfasst eine Vielzahl von Dienstleistungen, die darauf ausgerichtet sind, die Gesundheits- oder Pflegebedürfnisse einer Person über einen kurzen oder langen Zeitraum zu decken. Diese Dienstleistungen helfen Menschen, so unabhängig und sicher wie möglich zu leben, wenn sie ihren Alltag nicht mehr allein bewältigen können. Die Langzeitpflege kann an verschiedenen Orten stattfinden und ist von den jeweiligen Bedürfnissen der betroffenen Person abhängig. Ein Großteil der Leistungen wird zuhause von Familienangehörigen und Freunden erbracht. Die Langzeitpflege kann aber auch in Einrichtungen wie einem Pflegeheim oder in einem Pflegewohnhaus stattfinden. Die häufigste Form der Langzeitpflege ist die „personal care", bei der die Pflegebedürftigen bei alltäglichen Aktivitäten, auch bezeichnet als „Aktivitäten des täglichen Lebens" unterstützt werden. Zu diesen Aktivitäten gehören unter anderem die Unterstützung bei der Nahrungsaufnahme, die Unterstützung bei der Körperpflege, sowie die Unterstützung bei der Mobilisation und Fortbewegung. Menschen benötigen oft Langzeitpflege, wenn sie einen schweren, anhaltenden Kranhheitszustand oder eine kognitive Beeinträchtigung haben. Ein Pflegebedarf kann plötzlich entstehen, beispielsweise durch einen Herzinfarkt oder einen Schlaganfall. In den meisten Fällen entwickelt sich die Abhängigkeit von einer Langzeitpflege allerdings allmählich, wenn die Menschen älter und schwächer werden oder wenn sich eine Krankheit oder kognitive Beeinträchtigung verschlimmert (National Institute on Aging, 2019).

### 1.2.3. Wahrnehmung, Wahrnehmungsveränderung und Förderung

Unter Wahrnehmung wird ein physiologischer und psychischer Prozess der Verarbeitung von Reizen verstanden. Dabei werden Reize von den Sinnesorgangen aufgenommen und an das Gehirn weitergeleitet. Diese Reize werden in Empfindungen umgewandelt. Die umgewandelten Empfindungen werden mit bereits gemachten Erfahrungen in einen Zusammenhang gebracht, eingeordnet und bewertet. Im Laufe des Lebens kann es zu individuell unterschiedlich ausgeprägten Veränderungen im Gehirn und an den Sinnesorganen kommen (Marwedel, 2013). Diese Veränderungen sollen durch das Snozelen-Konzept, die Aromapflege/Aromatherapie, die Musiktherapie, sowie durch eine tiergestützte Therapie vermieden bzw. reduziert werden. Das heißt, diese Interventionen sollen dazu beitragen, die Wahrnehmung der Menschen mit Demenz weitestgehend zu fördern.

### 1.2.4. Snoezelen-Konzept/Snoezelentherapie

Der Begriff „Snoezelen" ist eine Verbindung aus den beiden holländischen Wörtern „snuffelen" und „doezelen". Wobei „snuffelen" schnüffeln oder schnuppern und „doezelen" dösen oder schlummern bedeutet. Das Snoezelen-Konzept ist ein multifunktionales Konzept aus den Niederlanden (International Snoezelen Association, 2019).

Dieses Konzept kann sowohl therapeutisch als auch zur Förderung von Fähigkeiten verwendet werden. Es wird oft mit Wohlfühlen und Beschäftigung in Verbindung gebracht. Das Snoezelen löst Sinnesempfindungen aus, welche in den verschiedensten Wahrnehmungsbereichen wirken können. Dabei kann die Wirkung entweder entspannend oder aktivierend sein. Das Snoezelen-Konzept bietet eine Vielzahl an Zielen. Unter anderem die Verbesserung der Lebensqualität, das Finden von Zugang zu Menschen und Kommunikationsmöglichkeiten, das Erkennen und Befriedigen von individuellen Bedürfnissen, das Wecken von Interesse, Beschäftigung, Förderung von Vertrauen und Entspannung, Förderung der Autonomie, sowie das Ausleben von Gefühlen. Außerdem eignet sich das Snoezelen-Konzept auch gut bei Menschen mit einer demenziellen Erkrankung. Snoezelen findet in einem Raum statt, welcher von wohlriechenden Düften durchflutet sein kann, welcher schöne Erinnerungen weckt und zum Träumen animiert. Zur Ausstattung des Raumes zählen auch unterschiedliche Lichtquellen und Projektoren, die verschiedene visuelle Effekte erzeugen, sowie bequeme Sitz- und Liegelandschaften (International Snoezelen Association, 2019).

### 1.2.5. Aromapflege/Aromatherapie

Laut österreichischer Gesellschaft für wissenschaftliche Aromapflege (ÖGWA) wird unter dem Begriff Aromapflege der gezielte, geschulte Einsatz naturbelassener ätherischer Öle, fetter Pflanzenöle, Hydrolate und deren Gemische verstanden. Aromapflegeprodukte werden in bester Qualität in der professionellen Gesundheits- und Krankenpflege angewandt. Die Aromapflege bezeichnet eine komplementäre Pflegemethode. Die Förderung und Erhaltung der Gesundheit und des Wohlbefindens, sowie die pflegerischen und prophylaktischen Maßnahmen stehen im Vordergrund der Aromapflege. Bereits in der Anamnese werden Bedarf und Gewohnheiten der Patientin oder des Patienten erhoben und geeignete Maßnahmen bezüglich Aromapflege geplant. Die Aromapflege findet im eigenverantwortlichen Tätigkeitsbereich der Gesundheits- und Krankenpflege statt. Die Anwendung erfolgt über den Geruchssinn und über die intakte Haut und Schleimhaut. Die Aromapflege kann daher in verschiedenen Bereichen angewandt werden. Beispielsweiser zur Raumbeduftung, zur Hautpflege, zu Einreibungen und Streichungen (z.B. Dekubitusprophylaxe), zu pflegeindizierten Waschungen und Bädern, zur Mundpflege, sowie für Wickel und Kompressionen (Österreichische Gesellschaft für wissenschaftliche Aromapflege, 2019). Die Aromatherapie ist ein Teilbereich der Phythotherapie (Pflanzenheilkunde). Sie wird in Form von ätherischen Ölen zu medizinisch-therapeutischen Zwecken angewandt. Ätherische Öle, sowie Mischungen daraus entfalten ihre Wirkung meist in der Anwendung über den Geruchssinn, die Atmungsorgane und über die Haut. .Dies dient sowohl zur Gesunderhaltung, als auch zur Therapie. Die Anwendung ist aber auch als innerliche Therapie möglich, in Form von Kapseln oder Zäpfchen. Die Vielfältigkeit der Aromatherapie bietet wohltuende Dufterlebnisse (Aromatherapie, Aromapflege und Aromakultur e.V., 2018).

Die Wirkung kann unterstützend oder direkt sein und bietet verschiedene Eigenschaften. Die Aromatherapie kann Entspannung hervorrufen, den Stoffwechsel anregen, beruhigend, entzündungshemmend bis antiviral und antimikrobiell sein. Oft können ätherische Öle auch bei multiresistenten Keimen eingesetzt werden. Die Aromatherapie dürfen Angehörige der akademischen Heilberufe und Heilpraktikerinnen und Heilpraktiker, die eine Heilbehandlung durchführen dürfen eigenverantwortlich anwenden. Dazu zählen Ärztinnen und Ärzte, Zahnärztinnen und Zahnärzte, Tierärztinnen und Tierärzte, Psychotherapeutinnen und Psychotherapeuten, sowie Heilpraktikerinnen und Heilpraktiker. Fachpersonen aus der Gesundheits- und Krankenpflege dürfen diese nur unter Anweisung einer der oben genannten Berufe durchführen (Aromatherapie, Aromapflege und Aromakultur e.V., 2018). Um den Alltag von Menschen mit Demenz um ein Vielfaches zu bereichern, wird die Aromatherapie angewandt. Bei Gerüchen, welche im Leben eines an Demenz erkrankten Menschen vorgekommen sind oder eine wichtige Rolle gespielt haben, sind sie sehr sensibel. Ätherische Öle tragen dazu bei, dass besonders intensive und charakteristische Düfte produziert werden. Die spezifische Verarbeitung von Duftmolekülen im Gehirn, welche aufgrund von ätherischen Ölen entstanden sind, wirken sich auf den psychischen Zustand, die Verfassung und die Leistungsfähigkeit des Menschen aus. Geruchserlebnisse, welche im Langzeitgedächtnis gespeichert wurden, können noch Jahrzehnte später in Erinnerung gerufen werden. Das Wohlbefinden von Demenzkranken kann durch Düfte und Aromen in Form von einer Therapie gestärkt werden (Gündling, 2012).

### 1.2.6. Musiktherapie

Bei der Musiktherapie werden unterschiedliche Methoden, wie beispielsweise der Einsatz von Melodien und Rhythmen angewandt, um Patientinnen und Patienten anzuregen (Kurz, 2013). Das Ziel der musiktherapeutischen Behandlung ist es, die Wahrnehmungs-, Erlebnis,-Symbolisierungs- und Beziehungsfähigkeit des Individuums zu entwickeln. Intrapsychische und intrapersonelle Prozesse werden durch Rezeption, Produktion und Reproduktion von Musik hervorgerufen. Zur reflexiven Einsicht und Erkenntnis eignet sich das Durcharbeiten des musikalischen Materials. Durch die Anwendung der Musiktherapie können Ressourcen aktiviert werden und individuell bedeutsame Erlebniszusammenhänge konkretisiert werden. Bei den musiktherapeutischen Methoden gibt es verschieden Ansätze. Dazu zählen der tiefenpsychologische, der verhaltenstherapeutisch-lerntheoretische, der systemische, der anthroposophische und der ganzheitlich-humanistische Ansatz. Unterschieden wird zwischen der rezeptiven und der aktiven Musiktherapie. Die rezeptive Musiktherapie zielt darauf ab, das durch bewusstes Hören von Musik, das Zuhören auf sich selbst und andere gefördert wird. Die rezeptive Musiktherapie kann im Einzel- oder Gruppensetting angewandt werden (Fydrich, Martin, & Schneider, 2013).

Dabei wird den Patientinnen und Patienten nach einer Phase der Einstimmung entweder live oder über einen Tonträger Musik vorgespielt. Diese kann sinnlich und/oder psychisch auf die Patientinnen und Patienten wirken. Entspannungsprozesse können gefördert und Fantasien angeregt werden. Durch die Musiktherapie können subjektiv bedeutsame Erinnerungen und Assoziationen wachgerufen werden. Oftmals gehen die rezeptive und aktive Musiktherapie ineinander über. Zur aktiven Musiktherapie zählen die Improvisation, rhythmische Experimente, sowie Singen und Gestalten von Liedern (Fydrich, Martin, & Schneider, 2013).

### 1.2.7. Tiergestützte Therapie

Die Tiertherapie stellt eine Sonderform der multisensorischen Stimulation dar. Empfindungen der Gemeinsamkeit, die Gelegenheit für taktile Reize, sowie das Fokussieren von Aufmerksamkeit sind durch die Anwesenheit eines Tieres gegeben. Dabei kommt es zu einer intensiven, nonverbalen Interaktion (Kurz, 2013). Die tiergestützte Therapie beinhaltet pädagogische, psychologische und sozialintegrative Angebote mit Tieren für Kinder, Jugendliche, Erwachsene, sowie Ältere mit kognitiven, sozial-emotionalen und motorischen Einschränkungen, Verhaltensstörungen und Förderschwerpunkten. Außerdem bietet sie gesundheitsfördernde, präventive und rehabilitative Maßnahmen. Die tiergestützte Therapie kann sowohl im Einzelsetting, als auch im Gruppensetting stattfinden. Sie hat als Basis die Beziehungs- und Prozessgestaltung im Beziehungsdreieck Klientin oder Klient– Tier – Bezugsperson. Sie beinhaltet Methoden, bei denen die Klientinnen und Klienten mit den Tieren interagieren, über die Tiere kommunizieren und für die Tiere tätig sein können. Wichtig ist, dass die Durchführung zielorientiert erfolgt. Dabei müssen die tierethischen Grundsätze berücksichtigt werden. Anschließend erfolgt die Dokumentation, sowie eine fachlich fundierte Reflexion. Die tiergestützte Therapie hat mehrere Ziele. Unter anderem körperliche, kognitive, und emotionale Funktionen wiederherzustellen und zu erhalten, die Fähigkeiten und Fertigkeiten zur Durchführung von Aktivitäten und Handlungen zu fördern, das Einbezogensein in die jeweiligen Lebenssituation zu fördern und das subjektive Wohlbefinden zu verbessern. Mit den Zielen sollen die Klientinnen und Klienten in unterschiedlichen Lebensbereichen ihren Fähigkeiten entsprechend agieren und partizipieren können. Die einzelnen Ziele orientieren sich an Bedürfnissen, Ressourcen, am Störungsbild sowie dem Förderbedarf der Klientin oder des Klienten (European Society for Animal Assisted Therapy, 2019).

## 1.3. Zielsetzung

Ziel der Arbeit ist es, verschiedene Interventionen zur Wahrnehmungsförderung bei Menschen mit Demenz im Langzeitpflegebereich durch Pflegende aufzuzeigen.

# 2. METHODIK

Diese Bachelorarbeit ist eine Literaturarbeit, die den wissenschaftlichen Forschungsstand zum Thema Wahrnehmungsförderung bei Menschen mit Demenz im Langzeitpflegebereich aufzeigen soll.

## 2.1 Fragestellung

Zur Formulierung, der im nachstehenden Unterpunkt beschriebenen Forschungsfrage, wurde das PIKE-Schema angewandt.

Tabelle 1: PIKE-Schema

| | |
|---|---|
| **Person** | Menschen mit Demenz |
| **Interventionen** | Snoezelen-Konzept<br>Aromapflege/Aromatherapie<br>Musiktherapie<br>Tiergestützte Therapie |
| **Kontrollintervention** | Keine |
| **Ergebnis** | Wahrnehmungsförderung |

*Note.* Eigene Darstellung, 2019

Inwieweit tragen das Snoezelen-Konzept, die Aromapflege/Aromatherapie, die Musiktherapie und die tiergestützte Therapie zur Wahrnehmungsförderung bei Menschen mit Demenz im Langzeitpflegebereich bei?

## 2.2 Literaturrecherche

Mit den verschiedensten Suchhilfen wurde in der Anfangsphase Literatur gesichtet, welche für eine potenzielle Weiterverarbeitung geeignet war. Nachforschung wurde in den elektronischen Datenbanken Springerlink, PubMed und CINAHL betrieben. Des Weiteren wurde die Suchmaschine Google Scholar verwendet. Ebenso wurde auf Literatur des FH Campus Wien zurückgegriffen. Internetplattformen wie beispielsweise Bundesministerium für Gesundheit und Arbeiterkammer, Deutsche Alzheimergesellschaft, sowie die Internetseiten Alzheimer Austria, Weltgesundheitsorganisation WHO zur Informationssammlung hinzugezogen.

### 2.2.1 Suchbegriffe für elektronische Recherche

In dem Unterpunkt werden die angewendeten Suchbegriffe angeführt, welche in verschiedensten Kombinationen, aber auch einzeln in den Datenbanken und Suchmaschinen eingegeben wurden. Zu Verbesserung der Suchergebnisse setzte die Verfasserin auch die Bool`schen Operatoren „OR“ und „AND“ bei der elektronischen Recherche ein. Die in der Recherche verwendeten Begriffe lauten:

Tabelle 2: Suchbegriffe

| Deutsch | Englisch |
|---|---|
| Demenz | Dementia |
| Wahrnehmungsveränderung | Change in perception |
| Wahrnehmungsförderung | Promotion of perception |
| Langzeitpflege | Long-term care |
| Snoezelen-Konzept | Snoezelen-concept |
| Aromapflege/Aromatherapie | Aromatic care |
| Musiktherapie | Music therapy |
| Tiergestützte Therapie | Animal-assisted therapy |

*Note.* Eigene Darstellung, 2019

### 2.2.2 Literaturauswahl

In diesem Abschnitt wird die genaue Auswahl bzw. Selektion der gefundenen Literatur beleuchtet. Für diese Literaturarbeit wurden wissenschaftliche Werke (Bücher, Studien und Artikel) von November 2018 bis April 2019 recherchiert und gesammelt. Das Ziel der Bachelorarbeit ist es, die Frage „Inwieweit tragen das Snoezelen-Konzept, die Aromapflege/Aromatherapie, die Musiktherapie und die tiergestützte Therapie zur Wahrnehmungsförderung bei Menschen mit Demenz im Langzeitpflegebereich bei?“ zu beantworten. Im Mittelpunkt stehen hier Menschen mit Demenz im Langzeitpflegebereich. Zur Erhebung der Daten wurden SpringerLink, GoogleSchoolar, PubMed. CINAHL, die Bibliothek der FH Campus Wien, sowie sämtliche Internetplattformen und Internetseiten herangezogen. Größtenteils wurde eine Internetrecherche angewandt, aber teilweise wurden die Exemplare auch per Handsuche gefunden. Des Weiteren wurden Webseiten der Weltgesundheitsorganisation, des Bundesministeriums für Gesundheit, sowie der Arbeiterkammer benutzt. Die verwendete Literatur liegt im Zeitraum 2011-2019. Die verwendeten Studien wurden tabellarisch dargestellt und nach dem EMED-Format als Fließtext bewertet. In den Datenbanken wurden die Begriffe Demenz, Langzeitpflegebereich, Wahrnehmungsveränderung, Wahrnehmungsförderung, Snoezelen-Konzept, Aromapflege/Aromatherapie, Musiktherapie, sowie tiergestützte Therapie eingegeben. Es wurden auch die Operatoren „AND“ und „OR“ verwendet. Im nachstehenden Kapitel werden Ein- und Ausschlusskriterien vertiefend erläutert.

### 2.2.3 Ein- und Ausschlusskriterien

Als Ein- bzw. Ausschlusskriterien wurde bei der Datenbankrecherche der Erscheinungszeitraum von 2011– 2019 gesetzt, da keine Literatur älter als acht Jahre in die Bachelorarbeit mit einbezogen werden soll. Es wurden Publikationsformen wie systematische Reviews, Einzelstudien, Fachzeitschriften oder Fachbücher herangezogen, vorzugsweise jene, die die Interventionen Snoezelen-Konzept, Aromapflege/Aromatherapie, Musiktherapie und tiergestützte Therapie beinhalten. Diese Publikationen wurden in deutscher oder englischer Sprache gefunden. Einschlusskriterien waren mitunter „Demenz“, „Wahrnehmungsveränderung“, „Wahrnehmungsförderung“, „Snoezelen-Konzept“, „Aromapflege/Aromatherapie“, „Musiktherapie“, „tiergestützte Therapie“ und „Langzeitpflege“. Ausgeschlossen aus dem Findungsprozess wurden stationäres, sowie extramurales Setting, Pflege durch Angehörige sowie andere kognitiven Einschränkungen. Manche gefundenen Studien wurden aus dem Prozess aussortiert, da der Volltext nicht frei zugänglich war. Auch aus dem Rechercheprozess ausgeschlossen wurden alle Studien vor 2011. Nachstehend eine tabellarische Übersicht der Ein- und Ausschlusskriterien zu dem recherchierten Thema

Tabelle 3: Ein- und Ausschlusskriterien

| | **Einschlusskriterien** | **Ausschlusskriterien** |
|---|---|---|
| **Inhaltliche Variablen** | • Demenz<br>• Wahrnehmungsförderung<br>• Wahrnehmungsveränderung<br>• Snoezelen-Konzept<br>• Aromapflege/Aromatherapie<br>• Musiktherapie<br>• Tiergestützte Therapie<br>• Langzeitpflege | • Stationäres Setting<br>• Pflegende Angehörige<br>• Andere kognitive Einschränkungen |
| **Gruppe** | Demenzkranke Personen in einer Langzeitpflegeeinrichtung | Demenzranke Personen, die sich nicht in einer Langzeitpflegeeinrichtung befinden |
| **Setting** | Langzeitpflegebereich | Stationäres Setting |
| **Zeitraum** | 2011-2019 | Vor 2011 |
| **Sprache** | Deutsch und Englisch | Alle außer Deutsch und Englisch |
| **Länder/Kultur** | Weltweit | keine |

*Note.* Eigene Darstellung, 2019

## 2.3 PRISMA-Statement

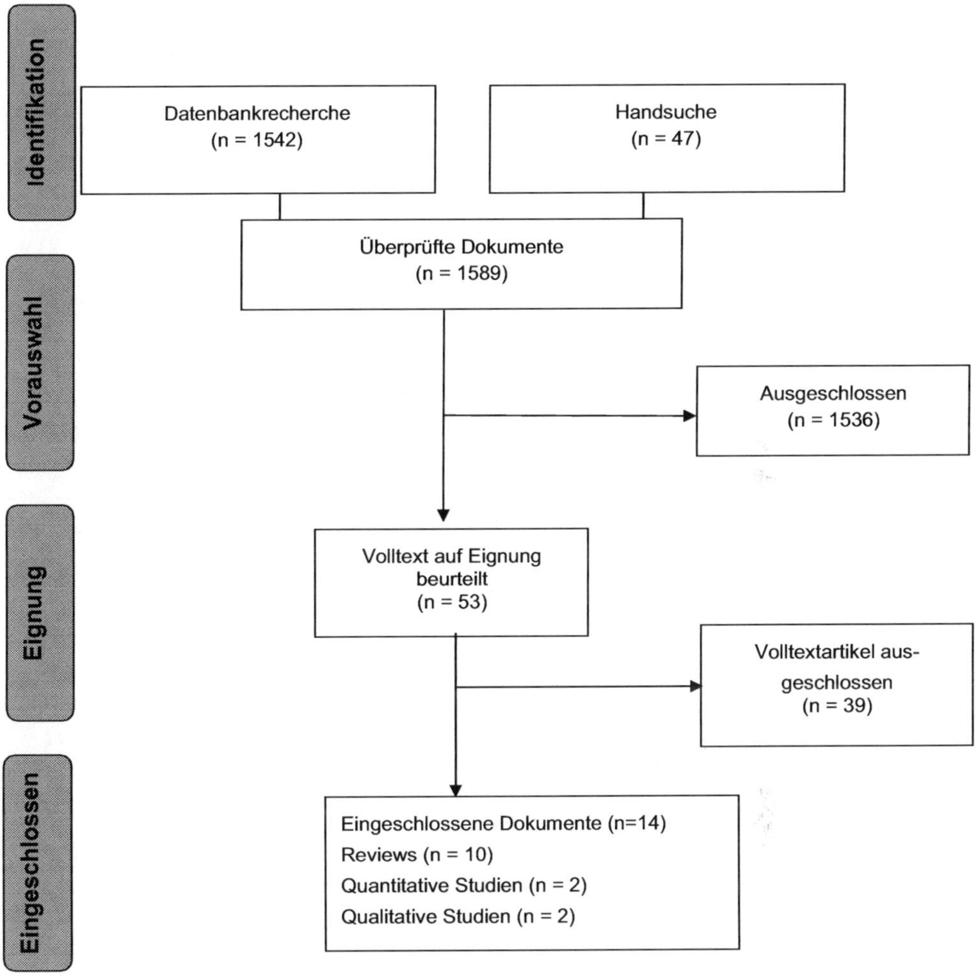


Abbildung 1: Darstellung Flowchart der systematischen Recherche, eigene Darstellung 2019

# 3. ERGEBNISSE

Nachfolgend werden die Ergebnisse in tabellarischer und deskriptiver Form dargestellt sowie die Synthese und die Zusammenfassung der Ergebnisse erläutert.

## 3.1 Tabellarische Darstellung

Tabelle 4: Tabellarische Darstellung der Ergebnisse

| Autorin/Autor, Titel, Jahr, Land | Ziel, Studiendesign | Sample, Setting, Ein- und Ausschlusskriterien | Datenerhebung, Datenauswertung | Ergebnisse |
|---|---|---|---|---|
| 1. Studie<br>Sanchez A., Millán-Calenti J.C., Lorenzo-López L., Maseda A.<br><br>**Mulitsensory Stimulation for People with Dementia: A Review of the Literature**<br><br>2012<br><br>Spanien | Ziel des Review ist es, eine methodische Überprüfung der wichtigsten Studien über multisensorische Stimulation für Menschen mit Demenz sowie über die Wirksamkeit der Interventionstechniken bei der Symptomatik der Patientinnen und Patienten vorzunehmen.<br><br>Randomisiert kontrollierte Studien | Sample: Insgesamt wurden 18 Studien in den Review miteingeschlossen.<br>Einschlusskriterien:<br>• Studien mussten original sein<br>• Patientinnen und Patienten mindestens 65 Jahre alt<br>• Demenzdiagnose | Datenerhebung: Es wurde in den Datenbanken Medline und Web of Science systematisch nach den Stichworten „Snoezelen", „multisensorische Stimulation", "multisensorische Umgebung", „sensorische Integration" in Kombination mit den Begriffen „Demenz" oder „Alzheimer". Alle englischsprachigen Publikationen von 1990 – 2012 über multisensorische Stimulation bei Menschen mit Demenz wurden überprüft.<br>Datenauswertung: Die Datenextraktion erfolgte in standardisierte Form. Auf folgende Merkmale wurde geachtet:<br>• Art der Intervention (Stichprobengröße, Art der Studiengruppe – experimentell oder kontrolliert, Art der multisensorischen Stimulationsverhaltenstherapie oder des Stimulationsraumes)<br>• Demenzphase<br>• Behandlungsintensität der Versuchsgruppe (Einzel- oder | Von 63 Studien wurden nur 18 eingeschlossen, da die anderen nicht die Einschlusskriterien erfüllten. Von 18 Studien wurden 16 Studien im Journal Citation Report veröffentlicht. |

| | | | | |
|---|---|---|---|---|
| | | | Gruppensitzungen und Anzahl und Dauer der Sitzungen)<br>• der Sitzungen)<br>• Bewertungsmethode (Sofort-, Vor-, Nach- oder Folgewirkungen)<br>• Interventionsbereiche (Verhalten, Stimmung, Kommunikation, Kognition, körperlicher Status) | |
| 2. Studie<br>Palm R., Köhler K., Dichter M.N., Bartholomeyczik S., & Holle B.<br><br>**Entwicklung, Umsetzung und Evaluation pflegerischer Interventionen für Menschen mit Demenz in der stationären Altenhilfe in Deutschland – eine Literaturstudie**<br><br>2013<br><br>Deutschland | Ziel der Studie ist es, veröffentlichte Projekte in Deutschland zum Thema pflegerische Interventionen, welche in den „Rahmenempfehlungen zum Umgang mit herausforderndem Verhalten bei Menschen mit Demenz in stationären Altenhilfeeinrichtungen" systematisch darzustellen.<br><br>Systematische Übersichtsarbeit von veröffentlichter Literatur | Setting: stationäre Altenpflege<br><br>Einschlusskriterien:<br>Publikationen zu Projekten mit folgenden Merkmalen wie klar definierte Zielsetzung, systematische Vorgehensweise, Evaluation der Vorgehensweise, Evaluation der Umsetzung, zeitlich abgeschlossen.<br>Die erfolgte Entwicklung, Umsetzung und Implementierung der Interventionen müssen beschrieben worden sein<br>Projekte mit pflegerischen Interventionen für Menschen mit Demenz (Validieren, Erinnerungspflege, Basale Stimulation, Snoezelen)<br>• Im Setting stationäre Altenpflege<br>• In Deutschland<br>• Mit der Zielgruppe Menschen mit Demenz<br>• Veröffentlichung seit 2000 in deutscher oder englischer Sprache<br><br>Ausschlusskriterien: | Datenerhebung: Recherche erfolgte von März bis Mai 2011 in Datenbanken wie GeroLit, Medline, Cinahl, Carelit, Sation 24 und WISE. Zusätzliche Handsuche in Zeitschriften und Internetseiten.<br><br>Datenauswertung:<br>Die Auswahl der Literatur erfolgte in zwei Schritten von zwei wissenschaftlichen Mitarbeitenden. Diese wurden unabhängig voneinander durchgeführt. Die Auswertung erfolgte mittels Sichtung der Titel und des Abstracts. Danach wurden die Volltexte unabhängig voneinander beurteilt. Die erste erstellte Tabelle umfasst Informationen zur Zielsetzung, zur umgesetzten Intervention, zur Stichprobe, zum Design und zum Zeitraum | Insgesamt 22 Publikationen erfüllten die Ein- und Ausschlusskriterien. Die Umsetzung verschiedener pflegerischer Interventionen konnte in acht Projekten identifiziert werden. Bei vier Projekten lag das primäre Interesse nicht bei der Beantwortung der Fragestellungen, sondern in der Weiterentwicklung und Qualitätsverbesserung der teilnehmenden Einrichtungen.<br>In den analysierten Projekten wurden Interventionen wie Erinnerungspflege, multisensorische Stimulation (Snoezelen), die Anwendung von Dementia Care Mapping (DCM), sowie der Einsatz verschiedener Assessmentinstrumente erprobt. Für die Umsetzung von Snoezelen wurde ein Lehrkonzept als theoretische Basis eingesetzt. Außerdem haben drei Projekte Interventionen umgesetzt, bei denen die Bewohnerinnen/Bewohner aktiv einbezogen wurden und an der Intervention partizipierten (Erinnerungspflege und Snoezelen) |

| | | | | |
|---|---|---|---|---|
| | | • Publikationen außerhalb von Deutschland<br>• Projekte im akuten Setting<br>• Veröffentlichte Publikationen vor 2000 | | |
| 3. Studie<br>Livingston G., Kelly L., Lewis-Holmes E., Baio G., Morris S., Patel N., Omar R.Z., Katona C., & Cooper C.<br><br>**Non-pharmacological interventions for agitation in dementia: systematic review of randomized controlled trials**<br><br>2014<br><br>Großbritannien | Das Ziel war es, verschiedene randomisiert kontrollierte Studien systematisch darzustellen und auf nicht-pharmakologische Interventionen zu prüfen.<br><br>Randomisiert kontrollierte Studien | Sample: 33 Studien wurden geprüft.<br><br>Einschlusskriterien:<br>Eingeschlossen wurden Studien in allen Sprachen. Teilnehmerinnen und Teilnehmer hatten Demenz. Studien, welche nicht-pharmakologische Interventionen bewerteten wurden eingeschlossen. Agitation wurde quantitativ gemessen. Es gab entweder eine Kontrollgruppe oder Bewegung wurde vor und nach der Intervention verglichen.<br><br>Ausschlusskriterien: Studien wurden ausgeschlossen, wenn alle Teilnehmerinnen und Teilnehmer Psychopharmaka oder einige Teilnehmerinnen und Teilnehmer Psychopharmaka als einzige Intervention erhielten. Ausgeschlossen wurden auch Studien mit mehr als 45 Teilnehmerinnen und Teilnehmer. | Datenerhebung: Die Literatursuche dauerte von August 2011 bis Juni 2012. Verwendet wurden Datenbanken wie PubMed, PsycINFO, CINAHL und Cochrane.<br><br>Datenauswertung: Die ersten 20 Suchergebnisse wurden unabhängig voneinander untersucht, um die Zuverlässigkeit der Ausschlussverfahren zu beurteilen. Die Studien wurden von den Autoren einzeln überprüft. Wenn die Ausgrenzung unklar war, diskutierten die Autorinnen/Autoren und erzielten einen Konsens. Es wurden die RCT-Bewertungskriterien des Centre for Evidence-Based Medicine (CEBM) verwendet. | Insgesamt wurden 33 Studien ausgewertet. Die Ergebnisse wurden in Interventionen mit Wirksamkeitsnachweis und Interventionen ohne Wirksamkeitsnachweis eingeteilt. Zu den Interventionen mit Wirksamkeitsnachweis zählten Aktivitäten, bei denen mit den Menschen mit Demenz zusammengearbeitet wurde, Musiktherapie, Sensorische Interventionen, personenzentrierte Pflege, Demenz-Pflegekartierung. Zu den Interventionen ohne Wirksamkeitsnachweis zählten die Lichttherapie und die Aromatherapie, |

| | | | | |
|---|---|---|---|---|
| 4. Studie<br>Schoberer D., Uhl Ch., Schaffer S., Semlitsch B., Haas W., & Schrempf S.<br>**Anwendung von Aromapflege in der klinischen Pflegepraxis: Eine systematische Übersichtsarbeit**<br>2011<br>Österreich | Ziel ist es das Thema Aromapflege kritisch zu analysieren und die Wirksamkeit von ätherischen Ölen herauszufinden.<br>Systematische Übersichtsarbeit von Randomisiert kontrollierte Studien (RCT´s) | Setting: Krankenhaus oder Pflegeheim<br>Einschlusskriterien: Patientinnen und Patienten, Bewohnerinnen und Bewohner im Krankenhaus oder Langzeitpflegebereich, Teilnehmerinnen und Teilnehmer mit Angst, Unruhe, Agitiertheit, gastrointestinalen Beschwerden.<br>Ausschlusskriterien: Personen, welche sich nicht in einem Institut (Krankenhaus oder Langzeitpflegeeinrichtung befanden) | Datenerhebung: systematische Literaturrecherche in 4 Datenbanken →Medline, CINAHL, Cochrane Central Register of Controlled Trials und Cochrane Databaseof Systematic Reviews im Jahr 2010. Recherche beschränkte sich auf deutsch- und englischsprachige RCT´s, sowie systematische Übersichtsarbeiten mit oder ohne Metaanalyse. Außerdem wurde nach Artikeln in der Suchmaschine BING recherchiert.<br>Datenauswertung: Die Studien wurden mit Hilfe von Bewertungsbögen hinsichtlich Glaubwürdigkeit, Aussagekraft und Anwendbarkeit von jeweils zwei Autorinnen geprüft. | 121 Treffer konnten in den Datenbanken erzielt werden. Vier der Arbeiten befassten sichmit der Wirksamkeit von Aromaplfege bei dementen Patientinnen und Patienten. Die Anwendung von Melisse oder Lavendel führte bei dementen und agitierten Patientinnen und Patienten zu einer Reduktion des Verhaltens. |
| 5. Studie<br>Hongo T., Kawai S., Kamoshita H., & Kurata M.<br>**Efficacy of aroma therapy for dementia**<br>2013<br>Japan | Ziel ist es englische Literatur zum Thema Aromatherapie bis Juli 2010 systematisch zu überprüfen und die Wirksamkeit der Aromatherapie bei Demenz deutlich zu machen.<br>Randomisiert kontrollierte Studie | Einschlusskriterien: Die Einwilligung nach der Aufklärung für die Teilnahme, die Angabe von Details der randomisierten Technik (Auswahlverzerrungen), ein detaillierter Übergang von Anzahl der Aussetzer, die Begründung, die Standardisierung der Ergebnismessungen, die blinde Bewertung des Bewerters, sowie die deutlich dargebotene Ergebnisindikationen mit gültigen Statistiken.<br>Ausschlusskriterien: Studien, welche nicht in englischer Sprache veröffentlicht wurden, medikamentöse Interventionen, Studie mit Screening-Instrumenten und normale klinische Versuche | Datenerhebung: Informationen wurden anhand von Literatur gesammelt. Die Literatur wurde bis Juli 2010 in Datenbanken wie PubMed und ALOIS gesucht. Es wurden Suchbegriffe wie Aromatherapie, Komplementärtherapie, alternative Therapie, ätherisches Öl und Demenz eingesetzt. | 155 randomisiert kontrollierte Studien, welche sich mit Aromatherapie, Komplementärtherapie, alternativer Therapie oder ätherischen Ölen befassten, wurden untersucht. Sieben Studien erfüllten die Zulassungskriterien (kognitive Funktion, Lebensqualität, Entspannung) |

| | | | | |
|---|---|---|---|---|
| 6. Studie<br>Uehleke B., & Kerckhoff A.<br><br>**Lavendelöl bei demenziell bedingter Unruhe – ein systematischer Review**<br><br>2012<br><br>Deutschland | Ziel der Studie ist es, aufzuzeigen, wie Lavendelöl in der Pflege angewandt werden kann und wie es Unruhe und Agitiertheit minimieren kann.<br><br>Studie 1: placebokontrolliert, Multi-Crossover, einfachblind<br>Studie 2: placebokontrolliert, randomisiert, Crossover<br>Studie 3: Kontrolle ohne Intervention, Parallelgruppe | Sample: drei Studien wurden in das Review eingeschlossen<br>Studie 1: An der britischen Studie nahmen 15 Patientinnen und Patienten teil.<br>Studie 2: Die Studie in Hongkong testete die Effektivität von Lavendel bei 70 chinesischen Patientinnen und Patienten.<br>Studie 3: In der dritten Studie wurden 28 Patientinnen und Patienten in einem Langzeitpflegeheim in Japan untersucht.<br><br>Setting: Langzeitpflegeeinrichtung<br><br>Einschlusskriterien: Einsatz von Lavendel als ätherisches Öl<br><br>Ausschlusskriterien:<br>Verwendung von mehreren ätherischen Ölen in Kombination oder alternierend bei der selben Patientin/ beim selben Patientin eingesetzt werden.<br>Ausgeschossen wurden Studien mit folgenden Aspekten:<br>Eine Studie bei der der Autor „Lavender" hieß, eine Studie, ohne englischem Abstract, eine Studie, welche den Einsatz von Lavendelöl auf die kognitiven Funktionen, Emotion und aggressives Verhalten untersuchte, jedoch nur auf koreanisch erhältlich ist, zwei Studien, welche sich mit experimentellen Tierversuchen befassten, eine Studie über Schlafstörungen bei autistischen | Datenerhebung des Reviews:<br>Internetrecherche in den Datenbanken PubMed und CAM-QUEST.<br>Stichwortverknüpfungen „Lavender AND dementia" und „Lavandula angustifolia AND dementia".<br><br>Datenauswertung:<br>Sudie 1: Ein unabhängiger Beobachter, der eine Nasenklemme trug, bestimmte am Ende der Intervention den Pittsburgh Agitation Scale - Wert (PAS).<br>Studie 2: zur Beurteilung der Verhaltensveränderungen wurde die chinesische Version des Cohen-Mansfield Agitation Inventory (CCMAI) und das Neuropsychiatric Inventory (CNPI) verwendet.<br>Studie 3: Eine Study-Nurse beobachtete die Patientinnen und Patienten und führte den Neuropsychiatric Inventory (NPI), Mini Mental Status Test (MMSE) und den Barthel-Index-Test durch. | In allen drei Studien wurde der ölige Auszug beziehungsweise das ätherische Öl in Form von einer Aromatherapie angewandt. Beim Vergleich der Studien ist zu erkennen, dass es zu einer extrem abweichenden Dosierung, Therapieschemata sowie Applikationsformen kommt. |

| | | | | |
|---|---|---|---|---|
| | | Kindern, eine Studie die sich mit der Beeinträchtigung des Geruchssinns bei Demenz befasst, eine Studie über verschiedene Maßnahmen, die ältere Spanier im Rahmen der Selbsthilfe durchführen; Demenz stellte jedoch ein Ausschlusskriterium dar. | | |
| 7. Studie<br>Raglio A., BEllandi D., Baiardi P., Gianotti M., Ubezio M.C., Zanacchi E., Granieri E., Imbriani M., & Stramba-Badiale M.<br><br>Effect of Active Music **Therapy and Indivudalized Listening to Music on Dementia: A Multicenter Randomized Controlled Trial**<br><br>2015<br><br>Italien | Ziel der Studie ist es, die Auswirkungen von Musiktherapie mit denen von „Listening to Music" auf BPSD in einer randomisiert kontrollierten Studie zu vergleichen, welche an einer größeren Population von Menschen mit Demenz durchgeführt wurde.<br><br>Randomisiert kontrollierte Studie | Sample: An der Studie nahmen neun italienische Institutionen teil. Die Patientinnen und Patienten wurden zu einer von drei Behandlungen randomisiert: Standardbehandlung plus aktive Musiktherapie, Standardbehandlung plus „Listening to Music" und Standardbehandlung allein. Die Randomisierung wurde zentralisiert und jede Patientin/jeder Patient wurde blind einer fortlaufenden Nummer gemäß einer Randomisierungsliste zugeordnet.<br><br>Setting: Langzeitpflegeeinrichtungen<br><br>Einschlusskriterien: Alter von 65 Jahren oder älter, Diagnose Demenz, Depressionen, Ängste, Unruhe, Apathie, Aufenthalt im Pflegeheim von mehr als zwei Monaten, keine Einnahme von psychotropen Medikamenten während des Vormonats.<br><br>Ausschlusskriterien: Patientinnen und Patienten mit schweren Herz-Kreislauf, Lungen – oder Magen-Darm-Erkrankungen, Musiktherapie oder „Listening to Music"- Behandlungen im Vorjahr und eine Verweigerung der Teilnahme. | Datenerhebung: Alle Teilnehmerinnen und Teilnehmer wurden vor Beginn der Behandlung, unmittelbar nach der Behandlung und zwei Monate nach der Behandlung einer klinischen Beurteilung unterzogen. Funktionelle, kognitive und verhaltensbedingte Bewertungen wurden mittels Clinical Dementia Rating (CDR), Mini-Mental State Examination (MMSE), Neuropsychiatric Inventory (NPI), Barthel Index (BI). Verhaltens-, Stimmungs- und Lebensqualitätsbewertungen → Cornwell Brown Scale-Quality of Life (CBSQoL) und Cornell Scale Depression in Dementia (CSDD)<br><br>Datenauswertung: mittels ANOVA-Modellen mit einem Faktor oder einem analogen nicht-parametrischen Test; Analysen wurden an der Intention-to-Treat (ITT) Population durchgeführt; Last Observation Carr Forward (LOCF) zur Berechnung fehlender Daten | Die klinischen Merkmale der Patientinnen und Patienten waren zu Beginn der Studie in allen drei Interventionsgruppen gleich. 22 Patientinnen und Patienten sind während der Studie ausgestiegen. Alle Gruppen zeigten eine Verbesserung der Verhaltenssymptome, der Depressionen und der Lebensqualität im Lauf der Zeit. |

| | | | | |
|---|---|---|---|---|
| 8. Studie<br>Hsu M.H., Flowerdew R., Parker M., Fachner J., & Odell-Miller H.<br><br>**Individual music therapy for managing neuropsychiatric symptoms for people with dementia and their carers: a cluster randomized controlled feasibility study**<br><br>2015<br><br>United Kingdom | Ziel ist es, die Durchführbarkeit dieses 5-monatigen Musiktherapieprogramms in dementen Wohnheimen zu untersuchen.<br><br>Randomisiert kontrollierte Studie | Sample: Es wurden Bewohnerinnen und Bewohner aus zwei Pflegeheimen rekrutiert und nach der Einheit randomisiert, in der sie im Heim lebten. In jedem Haus wurde eine Einheit zufällig der Interventionsgruppe und die andere der Kontrollgruppe zugeordnet. Die Interventionseinheiten erhielten fünf Monate lange eine wöchentliche individuelle Musiktherapie.<br><br>Setting:<br><br>Einschlusskriterien:<br>• Aufenthalt in einer für das Projekt identifizierten Einheiten<br>• Diagnose Demenz<br>• Mindestens 40 Jahre alt | Datenerhebung: Das Wohlbefinden der Teilnehmerinnen und Teilnehmer, sowie die Demenzsymptome wurden durch Interviews und Beobachtungen im dritten und fünften Monat der Musiktherapie, sowie im siebten Monat nach der Musiktherapie durchgeführt. Die Wahrnehmung der Musiktherapie wurde durch semistrukturierte Interviews im sechsten Monat der Therapie erhoben. Informationen über den Einsatz von psychotropen Medikamenten wurden zusammen mit den Basisdaten und demografischen Daten gesammelt.<br><br>Ebenfalls wurden physiologische Daten erhoben. Diese wurden während der Sitzung und unmittelbar davor und danach erhoben. Dafür wurden zwei Geräte verwendet. Ein Polar Pulsmesser und ein Affectiva Q Sensor. Der Pulsmesser wird am Handgelenk und an der Brust befestigt und misst die Herzfrequenz und die Herzfrequenzvariabilität der Patientinnen und Patienten. Der Q-Sensor wird am Handgelenk befestigt und misst den Hautleitwert, die Hauttemperatur und die Körperbeschleunigung (Bewegung).<br><br>Datenauswertung: Es wurden zur Auswertung zwei Ansätze verwendet. Es wurden deskriptive und tabellarische Analysen durchgeführt. Für die gesamte statistische Analyse wurde das computergestützte SPSS-Paket Version 20 verwendet. | Das Musiktherapieprogramm erschien als praktikable und akzeptable Intervention für die Behandlung von Demenzerscheinungen, sowohl für die Heimbewohnerinnen und Heimbewohner selbst, als auch für das Pflegepersonal. Vorläufige Ergebnisse zeigen Unterschiede in den Symptomen und im Wohlbefinden zwischen der Interventionsgruppe und der Kontrollgruppe. Es deutet darauf hin, dass es bei den Bewohnerinnen und Bewohnern, die eine Musiktherapie erhielten zu einer Verbesserung des Wohlbefindens kam. Die Pflegekräfte berichteten über eine verbesserte Pflegetechnik seitens der Interventionsgruppe. |

| | | | | |
|---|---|---|---|---|
| 9. Studie<br>Ueda T., Suzukamo Y., Sato M., Izumi S-I.<br><br>**Effects of music therapy on behavioral and psychological symptoms of dementia: A systematic review and meta-analysis**<br><br>2013<br><br>Japan | Randomisiert kontrollierte Studie | Sample: 20 Studien wurden in den Review miteingeschlossen.<br>Einschlusskriterien: für die Metanalyse mussten die Studien folgende Kriterien erfüllen:<br>• Studiendesign: RCT´s, kontrolliert klinische Studie, Kohortenstudie oder eine vorher/nachher Studie ohne Kontrollgruppen<br>• Intervention: Musiktypen mussten eine einzelne musikbezogene Erfahrung oder eine Kombination von musikbezogenen Erfahrungen wie z.B. Gesang, Zuhören, Aufführen sein.<br>• Studienpopulation: älter Personen, bei denen offiziell jede Art von Demenz diagnostiziert wurde. | Datenerhebung: Zur Literatursuche wurden Datenbanken wie MEDLINE, CINAHL, PsycINFO verwendet. Die wichtigsten Suchbegriffe Musiktherapie oder Musik wurden in Kombination mit Demenz verwendet. Des Weiteren wurde Handrecherche betrieben. Die Suchstrategie wurde von zwei Gutachtern unabhängig voneinander bewertet.<br>Datenauswertung: Für alle Ergebnisse wurde der standardisierte Mittelwert berechnet. Es wurde die Software „RevMan 5.1." verwendet | Es wurden 842 Studien mit den wichtigsten Suchbegriffen identifiziert. Von diesen waren 644 Artikel Duplikate oder entsprachen nicht den Aufnahmekriterien. Gesichtet wurde von 198 Artikel der Volltext. 175 Artikel wurden ausgeschlossen, weil die Ergebnisse, Inventionen und Methode nicht eindeutig waren. 23 Artikel erfüllten die Einschlusskriterien. |
| 10. Studie<br>Presch M., Hartl L., Tucek G., Minnich B., Kullich W., & Bernatzky G.<br><br>**Einflüsse von aktiver und rezeptiver Musiktherapie auf Kognition, Verhalten, Schlaf und allgemeine Befindlichkeit von Demenzpatienten – eine Pilotstudie**<br><br>2011<br><br>Österreich | Ziel ist es, Falluntersuchungen durchzuführen um Vorarbeit für weitere, größere angelegte Studien in diesem Bereich zu leisten.<br><br>Qualitatives Studiendesign | Sample: An der Studie nahmen drei Personen teil (zwei Frauen und ein Mann mit leichter bis mittelschwere Demenz).<br>Setting: Seniorenheim in Saalfelden<br>Ausschlusskriterien:<br>1. Schwerhörigkeit<br>2. Dehydratation<br>3. Angehörige fremder (Musik)-Kulturen<br>4. Abneigung gegenüber Musik<br>5. Berufsmusiker<br>Patientinnen und Patienten mit schweren psychischen Störungen/Krankheiten | Datenerhebung:<br>Fragebögen:<br>• MMSE zur Ermittlung des Demenzschweregrads<br>• Neuropsychiatrisches Inventar (NPI) zur Ermittlung von Auffälligkeiten in Verhalten und Befindlichkeit im Verlauf der Studiendauer<br>Messgeräte:<br>• Herzratenvariabilität (HRV) mithilfe eines speziellen Messgeräts → vegetative Reaktionen (z.B. Entspannung, Stress) und | Bei allen drei Probanden kam es zu einer Verbesserung der MMSE-Werte. Die größte Verbesserung konnte durch die aktive Musiktherapie erzielt werden. Bei der rezeptiven Musiktherapie können keine durchgängigen Tendenzen entdeckt werden. Es kam zu deutlich positiven Entwicklungen im Bereich Depression, Apathie/Gleichgültigkeit, Schlaf/nächtliche Verhaltensstörungen, sowie Wahnvorstellungen. Die aktive Musiktherapie führte zu einer Aktivierung und Vitalisierung (lt. HRV). Außerdem führte sie zu |

| | | | | |
|---|---|---|---|---|
| | | | psychische und physische Validität<br>• „Actiwatch" (getragen wie eine Armbanduhr) → zur Erhebung von physischen Bewegungen<br>Datenauswertung:<br>HRV-Messungen mittels Web-basierten Analysesytems (Darwin Scientific Software der Firma TOM Medical) ausgewertet<br>Computerprogramm SigmaSat → Statistik über einzelne Schlafparameter | positiven Auswirkungen auf das Schlafverhalten. |
| 11. Studie:<br>Scheibeck R., Pallauf M., & Seeberger B.<br>**Tier-Mensch-Beziehung im Pflegeheim – Ein vernachlässigtes Forschungsthema**<br>2011<br>Österreich | Ziel ist es Möglichkeiten und Schwierigkeiten, das eigene Haustier in ein Alten- und Pflegeheim mitzunehmen, aufzuzeigen.<br>Qualitatives Studiendesign | Sample: 36 Alten- und Pflegeheime wurden nach dem Zufallsprinzip ausgewählt<br>Setting: Langzeitpflegeeinrichtungen | Datenerhebung: Februar – Mai 2010, 36 Alten und Pflegeheime in zwei österreichischen Bundesländern, Zielgruppe: Heimleitung, Pflegedienstleitung<br>Datenauswertung: Es handelt sich um eine dreistufige Studie. Schritt 1: Literaturrecherche zur Ermittlung der aktuellen Studienlage. Schritt 2: Suche nach freien Heimplätzen und Mitnahme eines Hundes. Bei Ablehnung des Haustieres → strukturiertes Alltagsgespräch → verdeckte teilnehmende Exploration des Forschungsfelds. Schritt 3: Leitbildvergleich → zwischen Alten- und Pflegeheimen in denen ein Haustier erlaubt ist und in denen keines erlaubt ist. | Die Mitnahme des eigenen Haustiers weißt eine große Schwierigkeit auf. Vom Großteil der Befragten kann es nicht ermöglicht werden. Dennoch ist es wichtig, sich darauf einzustellen, in Zukunft individuelle Wünsche der Bewohnerinnen und Bewohner zu ermöglichen. Es sollen auch Konzepte entwickelt werden, die ein individuelles Wohnen ermöglichen. |

| | | | | |
|---|---|---|---|---|
| 12. Studie<br><br>Püllen R., Coy M., Hunger B., Koetter G., Spate M., & Richter A.<br><br>**Tiergestützte Therapie im Demenzbereich eines Akutkrankenhauses**<br><br>2013<br><br>Deutschland | Ziel ist es psychische und verhaltensbezogene Probleme demenzkranker Personen zu bessern.<br><br>Quantitatives Studiendesign | Setting: Alteneinrichtungen<br><br>Einschlusskriterien: funktionell beeinträchtigte stationäre geriatrische Patientinnen und Patienten mit kognitiven Einbußen unterschiedlichen Schweregrads. Weitere Einschlusskriterien sind ein ausreichendes Seh- und Hörvermögen, sowie die Fähigkeit auf Umweltreize zu reagieren.<br><br>Ausschlusskriterien: Patientinnen und Patienten mit einer Hundeallergie, einer Hundephobie, einer schweren Immunsuppression (z.B. AIDS), mit einer Besiedelung isolationspflichtiger Erreger (z.B. MRSA), mit offenen Wunden, einem zentralvenösen Katheter, sowie einer Hämophilie. | Datenerhebung: Die Durchführung erfolgte von September 2010 bis November 2011. Insgesamt nahmen 105 Patientinnen und Patienten an der Studie teil. Die Therapie erfolgt in einer Gruppe. Zu Beginn werden diese über bisherige Erfahrungen mit Tieren befragt.<br><br>Datenauswertung: Die Daten wurden anonymisiert und retrospektiv ausgewertet. Die deskriptive Darstellung erfolgte mittels Software SPSS Version 19.<br><br>Nach der Gruppentherapie wird von der Psychologin ein selbst entwickelter Bogen mit folgenden Punkten ausgefüllt:<br>• Stimmung der Patientin/des Patienten gebessert: ja oder nein<br>• Verhalten der Patientin/des Patienten in der Therapiestunde: aktiv oder zurückhaltend/passiv<br>• Die Patientin/der Patient musst die Therapie vorzeitig verlassen: ja oder nein<br><br>Besonderheiten | Von insgesamt 105 Patientinnen und Patienten mussten nur 13 die Therapie frühzeitig verlassen. Gründe für das Verlassen waren Unruhe, körperliche Beschwerden, Sozialkontakte außerhalb des Zimmers, Abholung zu einer Untersuchung und die Notwendigkeit zur Toilette zu gehen.<br><br>Zu einer Stimmungsveränderung kam es bei 61 Teilnehmerinnen und Teilnehmern. Bei 44 Patientinnen und Patienten konnte keine Stimmungsverbesserung festgestellt werden. 57 Patientinnen und Patienten beteiligten sich aktiv an der Gruppentherapie. Patientinnen und Patienten, welche sich aktiv beteiligten, wiesen eher eine Stimmungsverbesserung auf, als jene die eher passiv waren. Die positiven Wirkungen der Therapie konnten auch im Pflegealltag gut integriert werden. |
| 13. Studie:<br>Moretti F., De Ronchi D., Bernabel V., Marchetti L., Ferrari B., Forlani C., Negretti F., Sacchetti C., & Atti A.R.<br><br>**Pet therapy in elderly patients with mental illness**<br><br>2011<br><br>Italien | Ziel der Studie war es, die Auswirkungen einer Haustiertherapie auf ältere Patientinnen/Patienten, die von verschiedenen psychiatrischen Erkrankungen betroffen sind und in einem Pflegeheim in einer wohlhabenden Gegen Norditaliens leben, zu untersuchen und bewerten.<br><br>Quantitatives Studiendesign | Sample: In der Langzeitpflegeeinrichtung wurden zunächst Broschüren über das Projekt verteilt, anschließend kam es zu einem informativen Treffen mit allen Bewohnerinnen und Bewohnern, sowie deren Angehörigen. Nach der Auswertung des MMSE und GDS durch einen Arzt wurden 21 Patientinnen und Patienten in eine Interventionsgruppe und eine Kontrollgruppe eingeteilt. | Datenerhebung: Zur Erhebung des kognitiven Status sowie depressiver Symptome wurde der Mini Mental Status Test (MMSE) und die Geriatric Depression Scale (GDS) durchgeführt. Des Weiteren erhielten die Teilnehmerinnen und Teilnehmer einen Fragebogen, in dem sie ihre über zwei Wochen selbstwahrgenommene Lebensqualität festlegen mussten. Außerdem wurden sie über ihre Zufriedenheit in persönlichen Beziehungen, die Unterstützung von | Die Tiertherapie reduzierte die depressiven Symptome in der Langzeiteinrichtung um 50 Prozent. Bei den Stimmungsstörungen konnte in beiden Gruppen eine Verbesserung des GDS festgestellt werden. Bei Teilnehmerinnen und Teilnehmern aus der Interventionsgruppe konnte eine Verbesserung der kognitiven Funktionen anhand des MMSE gemessen werden. Ein positiver |

| | | | | |
|---|---|---|---|---|
| | | Setting: Langzeitpflegeeinrichtung<br><br>Einschlusskriterien:<br>• Alter über 65 Jahre<br>• Aufenthalt in Anstalt mindestens zwei Monate<br>• Betroffen von einer kognitiven Einschränkung<br><br>Ausschlusskriterien:<br>Patientinnen/Patienten, die blind oder schwerhörig sind und unfähig waren, mit dem Pflegepersonal zu interagieren. | Freunden, Schlaf- und Appetitgewohnheiten, sowie das Engagement bei täglichen Aktivitäten befragt. Dabei standen ihnen Multiple-Choice-Antworten mit Auswahlmöglichkeiten wie „gut“, „schlecht“ und „weder schlecht noch gut“ zur Verfügung.<br><br>Datenauswertung: erneuter MMSE und GDS Test, Fragebogen über Wahrnehmung der Therapie | Effekt auf die selbst wahrgenommene Lebensqualität wurde bei fünf Teilnehmerinnen und Teilnehmer aus der Interventionsgruppe und zwei Teilnehmerinnen und Teilnehmer aus der Kontrollgruppe festgestellt. In den nach der Intervention ausgehändigten Fragebögen an die Patientinnen und Patienten, berichteten alle von einer angenehmen sowie interessanten Erfahrung. Neun von zehn Patientinnen und Patienten gaben an, dass die Hunde eine beruhigende Wirkung hatten. Eine Person berichtete, dass die Therapie an vergangene Erinnerungen erinnerte. 80 Prozent aller Teilnehmerinnen und Teilnehmer würden die Therapie gerne fortsetzen. |
| 14. Studie:<br>Travers C., Perkins J., Rand J., Bartlett H., & Morton J.<br><br>**An Evaluation of Dog Assisted Therapy for Residents of Aged Care Facilities with Dementia**<br><br>2015<br><br>Australien | Ziel der Studie ist es, hundeunterstützende Therapie für Menschen mit Demenz, die in Altenpflegeeinrichtungen leben, mit validierten Instrumenten der Stimmung, Lebensqualität und psychosozialen Funktionsfähigkeit durchzuführen und auf potenziell störende Variablen zu kontrollieren.<br><br>Randomisiert kontrollierte Studie | Sample: Die Teilnehmerinnen und Teilnehmer wurden nach dem Zufallsprinzip entweder der Hundegruppe oder der Menschen-Therapeuten-Intervention zugeordnet. 67 Patientinnen und Patienten wurden in die Studie aufgenommen und in eine Behandlungsgruppe randomisiert. 55 Patientinnen und Patienten schlossen die Studie ab.<br>Setting: Altenpflegeeinrichtungen<br>Einschlusskriterien: Patientinnen und Patienten mit einer leichten bis mittelschweren Demenz jeglicher Art → mussten kognitiv dazu in der Lage sein, die Basis und Follow-up Maßnahmen abzuschließen. | Datenerhebung: die Lebensqualität, Stimmung und psychosoziale Funktionsfähigkeit der Teilnehmerinnen und Teilnehmer wurde anhand der Quality of Life-Alzheimer´s Disease (QOL-AD) in Form von Fragebogen-Messungen bewertet. Zur Ermittlung von Depressionen wurde die Multidimensional Observational Scale for Elderly Subjects (MOSES depression subscale) verwendet. Des Weiteren wurde zur Messung von Depressionen die die Geriatric Depression Scale (GDS) eingesetzt.<br>Datenauswertung: zur Datenauswertung wurde das Stata Version 11 verwendet. | 19 Patientinnen und Patienten von der Pflegeeinrichtung A, 16 Patientinnen und Patienten der Einrichtung B und 20 Patientinnen und Patienten der Anlage C haben die Studie abgeschlossen. Das Durchschnittsalter betrug 85 Jahre. Die Patientinnen und Patienten lebten durchschnittlich zweidreiviertel Jahre in der Pflegeeinrichtung. Mit der hundeassistierten Therapie waren keine Nebenwirkungen (Hautrisse, Blutergüsse, Hautreizungen) verbunden. Nach der Therapie war der QOL-AD Wert in der hundeunterstützenden Therapiegruppe signifikant höher als in der reinen Menschen-Therapeuten Gruppe. Im Vergleich zur reinen Menschen-Therapeuten |

| | | | | |
|---|---|---|---|---|
| | | Ausschlusskriterien: Patientinnen und Patienten mit schwerer Demenz | | Gruppe waren die MOSES-Depressionssubskalenwerte nach der Therapie bei den Teilnehmerinnen und Teilnehmern der hundeassistierenden Therapiegruppe höheren Ausgangswerten (schlechter) moderat niedriger (besser). In Woche 11 der Intervention in der Einrichtung C kam zu einem Ausbruch von Gastroenteritis. Für keine der übrigen Maßnahmen wurden signifikante Unterschiede nach der Therapie zwischen der hundeassistierten und der humantherapeutischen Intervention beobachtet. |

## 3.2 Deskriptive Darstellung

Der Review „Multisensory Stimulation for People With Dementia", welcher von den Autorinnen und Autoren Sánchez A., Millán-Calenti J.C., Lorenzo-López L., & Maseda A. erstellt wurde, hat sich als Ziel gesetzt, eine methodische Überprüfung der wichtigsten Studien über multisensorische Stimulation für Menschen mit Demenz sowie über die Wirksamkeit der Interventionstechniken bei der Symptomatik der Patientinnen und Patienten vorzunehmen. Es handelt sich dabei um randomisiert kontrollierte Studien. Die Autorinnen und Autoren haben keine gezielte Fragestellung formuliert. Die Literaturrecherche fand in den Datenbanken Medline und Web of Science statt. Dort wurde systematisch nach den Stichworten „Snoezelen", „multisensorische Stimulation", „multisensorische Umgebung", „sensorische Integration" in Kombination mit den Begriffen „Demenz" oder „Alzheimer" gesucht. Alle englischsprachigen Publikationen von 1990-2012 über multisensorische Stimulation bei Menschen mit Demenz wurden überprüft. Eingeschlossen wurden originale Studien, Studien mit Patientinnen und Patienten im Alter von mindestens 65 Jahren, sowie dem Erhalt einer Demenzdiagnose. Die meisten Studien folgten einer Einzelbehandlung und fanden in einem speziell dafür eingerichteten Raum statt. Dieser wird entweder als Snoezelenraum oder multisensorsicher Stimulationsraum (MSSR) bezeichnet. Die MSSR sind üblicherweise schwach beleuchtet und beinhalten viele Objekte, die die fünf Sinne betreffen. Eingesetzt werden beispielsweise Glasfaserkabel, Aromadüfte, verschiedene Musik/Klänge, Wassersäulen mit verschiedenen Farben, Kugeln mit Strukturen zum Anfassen und Bildschirmprojektoren. Zwei Studien führten Gruppeninterventionen durch. Drei Studien führten eine in die tägliche Pflege integrierte Intervention durch. Das heißt, die Interventionen wurden während der Morgenpflege (Zeitraum sieben Uhr bis zwölf Uhr) durchgeführt. Die Stichprobengröße lag im Durschnitt bei vier bis 136 Patientinnen und Patienten. Die Interventionen variierten von drei Sitzungen pro Woche bis zu täglichen Einheiten für einen Zeitraum von 15 Monaten. Die Zeit für jede Sitzung lag zwischen 16 und 45 Minuten. Die Datenauswertung erfolgte in standardisierter Form. Dabei wurden einige Merkmale berücksichtigt. Bei der Auswertung wurde die Art der Intervention (Stichprobengröße, Art der Studiengruppe – experimentell oder kontrolliert, Art der multisensorischen Stimulationsverhaltenstherapie oder des Stimulationsraumes), die Demenzphase, die Behandlungsintensität der Versuchsgruppe (Einzel- oder Gruppensitzungen und Anzahl und Dauer der Sitzungen) sowie die Bewertungsmethode (Sofort-, Vor-, Nach- oder Folgewirkungen) und Interventionsbereiche (Verhalten, Stimmung, Kommunikation, Kognition, körperlicher Status) ausgewertet. Insgesamt wurden 63 Studien gefunden, aber auf Grund der Einschlusskriterien nur 18 Studien verwendet. Die Intervention in den multisensorischen Snoezelenräumen hat positive Auswirkungen auf das Verhalten von Patientinnen und Patienten mit Demenz. Die Veränderungen waren kurzfristig und sind daher auf langfristige Vorteile und die Verallgemeinerung fraglich. In einigen analysierten Studien waren die Mini Mental State Examination (MMSE)-Werte in den Interventionsgruppen besser als in den Kontrollgruppen (Sánchez, Millán-Calenti, Lorenzo-López, & Maseda, 2012).

In einer weiteren Studie zeigten die Patientinnen und Patienten mit Alzheimer-Krankheit, die sporadisch in den MSSR stimuliert wurden, einen Rückgang der disruptiven Verhaltensweise im Vergleich zu den Patientinnen und Patienten in der Kontrollgruppe, die die „normale“ Pflege erhielten. Andere Studien fanden keinen signifikanten Unterschied zwischen den MSSR-Effekten und den Kontrollbedingungen. Die Interventionen in den MSSR zeigen eine kurzfristige Verbesserung der Stimmung von Menschen mit Demenz während den Sitzungen. Langzeitwirkungen waren allerdings nicht ersichtlich. In einem multisensorischen Stimulationsprogramm, welches in Gruppen von vier bis fünf Patientinnen und Patienten stattfand, konnte mittels Kombination von Musiktherapie, Malerei und sensorischer Stimulation eine signifikante Verbesserung mittels Geriatric Depression Scale (GDS) festgestellt werden. Das in die tägliche Pflege integrierte MSSR regte eine generalisierte Wirkung auf die Stimmung und das Wohlbefinden von Menschen mit Demenz an. Die Patientinnen und Patienten, die die Intervention erhielten, zeigten eine signifikante Verbesserung ihres Depressionsgrades, im Vergleich zur Kontrollgruppe, welche die übliche Pflege erhielt. Die Auswirkungen der multisensorischen Stimulation auf den kognitiven Status von Patientinnen und Patienten mit Demenz sind kaum untersucht worden. Bei Patientinnen und Patienten mit mittelschwerer bis schwerer Demenz wurden keine signifikanten Unterschiede zwischen der Intervention in einem MSSR und der Kontrollgruppe, welche geistige und körperliche Fähigkeiten forderten, gefunden. Bei Patientinnen und Patienten mit einer leichten Demenz, zeigte der MMSE eine signifikante Verbesserung nach der multisensorischen Gruppenintervention. Die Wirksamkeit der Intervention von MSSR in der Kommunikation und sozialen Interaktion von Patientinnen und Patienten mit Demenz ist noch nicht klar. In einer Studie konnte herausgefunden werden, dass die Intervention in einem MSSR das Potenzial bietet, eine sinnvolle Kommunikation sowie eine höhere Spontanität und ein höheres Maß an Augenkontakt zu haben. Eine weitere Studie, in der ein MSSR im Haus von Menschen mit Demenz installiert wurde, berichteten die Familienbetreuerinnen und -betreuer über eine Verbesserung der familiären Interaktionen und beschrieben sich selbst als verbundener mit ihren Lieben bei der Interaktion mit ihnen in den MSSR. Eine andere Studie fand jedoch keine signifikanten Unterschiede in der Kommunikation und Interaktion zwischen der Interventionsgruppe und der Kontrollgruppe. In einer Studie wurde vorgeschlagen, dass die in die tägliche Pflege integrierte multisensorische Stimulationsumgebung (MSSE) ein geeigneter Ansatz sein könnte, um das kommunikative Umfeld in den Pflegeheimen älterer Patientinnen und Patienten zu verbessern. Diese Autorinnen und Autoren fanden signifikante Verbesserungen in der verbalen und nonverbalen Kommunikation mit den Pflegekräften im Vergleich zu der Kontrollgruppe, die die übliche Pflege erhielt. Während der Morgenbetreuung zeigten Patientinnen und Patienten der Versuchsgruppe eine Erhöhung der Dauer des Augenkontaktes und der Anzahl an lächelnden Blicken, eine Verringerung der verbalen Missbilligung und Wut, sowie eine Erhöhung der Autonomie (Sánchez, Millán-Calenti, Lorenzo-López, & Maseda, 2012).

Darüber hinaus hatten sie eine bessere Interaktion mit den Pflegekräften, einen besseren Kommunikationsansatz und verwendeten häufiger Sätze normaler Länge als Patientinnen und Patienten der Kontrollgruppe. Beim „körperlichen Status“ konnte festgestellt werden, dass Patientinnen und Patienten mit mittelschwerer bis schwerer Demenz, welche eine multisensorische Verhaltenstherapie erhielten im Vergleich zur Kontrollgruppe eine größere Unabhängigkeit bei den Aktivitäten des täglichen Lebens aufzeigten. Die MSSR scheinen Hinweise auf unmittelbare positive Auswirkungen auf das Verhalten und die Stimmung von Menschen mit Demenz zu liefern. Es gibt jedoch keine aussagekräftigen Daten über ihre langfristige Wirksamkeit oder über die Verallgemeinerung der Ergebnisse in anderen Umgebungen. Der Nachweis der MSSE-Effekte auf den kognitiven Status, die Kommunikation und soziale Interaktion sowie den funktionalen Zustand ist noch begrenzt. Um die langfristige Wirksamkeit von MSSE bei Patientinnen und Patienten in verschiedenen Phasen der Demenz zu klären, sind Studien mit mehr methodischer Qualität erforderlich (Sánchez, Millán-Calenti, Lorenzo-López, & Maseda, 2012).

Die Studie „Entwicklung, Umsetzung und Evaluation pflegerischer Interventionen für Menschen mit Demenz in der stationären Altenhilfe in Deutschland – eine Literaturstudie“ wurde von Palm R., Köhler K., Dichter M.N., Bartholomeyczik S., und Holle B. verfasst. Die Studie befasste sich insgesamt mit drei Fragestellungen. Die erste Frage lautet: „Welche der in den Rahmenempfehlungen benannten pflegerischen Interventionen wurden seit 2000 in Einrichtungen der stationären Altenpflege in Deutschland systematisch umgesetzt und evaluiert?. Es wurden zwei weitere Fragen formuliert „Wie wurden die Interventionen entwickelt?“ und „Wie erfolgte die Operationalisierung und Anwendung der Interventionen?“. Anstoß der Arbeit war die steigende Inzidenz der an Demenz erkrankten Menschen und die damit verbundene Nachfrage und Anpassung der Bedürfnisse von Bewohnerinnen und Bewohnern in Altenheimen. Das Ziel der Studie ist es die Veröffentlichung durchgeführter Projekte in Deutschland zu pflegerischen Interventionen, welche in den „Rahmenempfehlungen zum Umgang mit herausforderndem Verhalten bei Menschen mit Demenz in stationären Altenhilfeeinrichtungen“ beschrieben wurden, darzustellen. Die Studie basiert auf einer systematischen Übersicht von bereits veröffentlichter Literatur zu abgeschlossenen Projekten. Die Recherche erfolgte von März 2011 bis Mai 2011. Dafür wurden Datenbanken wie GeroLit, Medline, Cinahl, Carelit, Station 24 und WISE benutzt. Außerdem wurde eine Handsuche angewandt und themenrelevante Internetseiten wurden herangezogen. Die Einschlusskriterien beschränkten sich auf Publikationen zu Projekten mit Merkmalen wie klar definierte Zielsetzung, systematische Vorgehensweise, Evaluation der Vorgehensweise, Evaluation der Umsetzung, sowie zeitlich abgeschlossene Projekte. In der gefundenen Literatur musste die Entwicklung erfolgt sein, die Umsetzung und Implementierung der Interventionen musste beschrieben worden sein. Eingeschlossen wurden Publikationen zu Projekten, die sich mit pflegerischen Interventionen wie Validieren, Bewegungsförderung, Erinnerungspflege, Basale Stimulation und Snoezelen befassten (Palm, Köhler, Dichter, Bartholomeyczik, & Holle, 2013).

Weitere Einschlusskriterien waren das Setting stationäre Altenpflege, die Durchführung in Deutschland, die Zielgruppe Menschen mit Demenz, sowie eine Veröffentlichung der Literatur seit 2000 in deutscher oder englischer Sprache. Insgesamt konnten 22 Publikationen herangezogen werden, da diese die gesetzten Ein- und Ausschlusskriterien erfüllten. Dennoch lag bei vier Projekten das primäre Interesse nicht bei der Beantwortung der Fragestellungen. Acht Projekte konnten mit der Umsetzung der verschiedenen pflegerischen Interventionen identifiziert werden. In den analysierten Projekten wurden Interventionen wie Erinnerungspflege, multisensorische Stimulation (Snoezelen), die Anwendung von Dementia Care Mapping (DCM), sowie der Einsatz verschiedener Assessmentinstrumente erprobt. Für die Umsetzung von Snoezelen wurde ein Lehrkonzept als theoretische Basis eingesetzt. Außerdem haben drei Projekte Interventionen umgesetzt, bei denen die Bewohnerinnen und Bewohner aktiv einbezogen wurden und an der Intervention partizipierten (Erinnerungspflege und Snoezelen). Bei drei Projekten musste während der Implementierungsphase die Intervention angepasst werden. In zwei weiteren Projekten konnte die Häufigkeit der Interventionen nicht eingehalten werden und wurde daher reduziert. Ein Projekt wies einen höheren Unterstützungsbedarf bei der Implementierung der Interventionen auf, als erwartet. Diese Studie zeigt, wie bislang empfohlene Interventionen für Pflegende von Menschen mit Demenz in Projekten entwickelt, umgesetzt und evaluiert wurden. Interventionen, in denen die Bewohnerinnen und Bewohner selbst beteiligt waren, brachten die Herausforderung mit sich, diese an die jeweilige Situation der Bewohnerinnen und Bewohner anzupassen. Hierbei ist die Anwendung von Assessments besonders wichtig. Diese dienen zur Erprobung der individuellen Snoezelenkonzepte. Allgemein ist zu sagen, dass es noch sehr unklar ist, wie die Interventionen am besten an die Bewohnerinnen und Bewohner angepasst werden. Dies betrifft sowohl die Planung als auch die Anwendung der einzelnen Interventionen. Besonders wichtig erscheint es, dass bei der Implementierung der Interventionen auch das Leitungspersonal sowohl in die Schulungsmaßnahmen, als auch in die Schritte der Prozessevaluation miteinbezogen werden sollte. Das Leitungspersonal ist auch für die sorgsame Auswahl des Personals, welches die Interventionen durchführen soll, verantwortlich (Palm, Köhler, Dichter, Bartholomeyczik, & Holle, 2013).

Der systematische Review „Non-phamacological interventions for agitation in dementia: systematic review of randomized controlled trials" wurde von den Autorinnen und Autoren Livingston G., Kelly L., Lewis-Holmes E., Bajo G., Morris S., Patel N., Omar R.Z., Katona C., & Cooper C. verfasst. Das Ziel war es, verschiedene randomisiert kontrollierte Studien systematisch darzustellen und auf nicht-pharmakologische Interventionen zu prüfen. Insgesamt wurden 33 Studien geprüft. Eingeschlossen wurden Studien in allen Sprachen. Die Teilnehmerinnen und Teilnehmer hatten Demenz. Außerdem wurden Studien eingeschlossen, welche nicht-pharmakologische Interventionen bewerteten. Ein weiteres Einschlusskriterium war, dass die Agitation quantitativ gemessen wurde. Die Studien, welche eingeschlossen wurden, hatten entweder eine Kontrollgruppe oder die Bewegung wurde vor und nach der Intervention verglichen (Livingston et al., 2014).

Studien wurden ausgeschlossen, wenn alle Teilnehmerinnen und Teilnehmer Psychopharmaka erhielten oder einige Psychopharmaka als einzige Intervention erhielten. Des Weiteren wurden Studien mit mehr als 45 Teilnehmerinnen und Teilnehmern ausgeschlossen. Die Datenerhebung erfolgte mittels Literatursuche. Diese dauerte von August 2011 bis Juni 2012. Verwendet wurden Datenbanken wie PubMed. PsycINFO, CINAHL und Cochrane. Die ersten 20 Suchergebnisse wurden unabhängig voneinander untersucht, um die Zuverlässigkeit der Ausschlussverfahren zu beurteilen. Die Studien wurden von den Autorinnen und Autoren einzeln überprüft. Wenn die Ausgrenzung unklar war, diskutierten die Autorinnen und Autoren und erzielten einen Konsens. Es wurden die RCT-Bewertungskriterien des Centre for Evidence-Based Medicine (CEBM) verwendet. Die Ergebnisse wurden in Interventionen mit Wirksamkeitsnachweis und Interventionen ohne Wirksamkeitsnachweis eingeteilt. Zu den Interventionen mit Wirksamkeitsnachweis zählten Aktivitäten, bei denen mit an Demenz erkrankten Personen zusammengearbeitet wurde, die Musiktherapie, sensorische Interventionen, personenzentrierte Pflege und die Demenz-Pflegekartierung. Zu den Interventionen ohne Wirksamkeitsnachweis gehören die Lichttherapie und die Aromatherapie. Die zwei randomisiert kontrollierten Studien der Aromatherapie fanden beide in Pflegeheimen statt. Eine große qualitativ hochwertige verblindete Studie fand keine sofortige oder langfristige Verbesserung der Agitation durch die Anwendung der Aromatherapie im Vergleich zur Kontrollgruppe ohne Therapie. Eine weitere nicht verblindete Studie fand eine signifikante Verbesserung im Vergleich zur Kontrollgruppe. Fünf randomisiert kontrollierte Studien beschäftigten sich mit der Anwendung von sensorischen Interventionen. Diese fanden alle in Pflegeheimen statt. Die Interventionen konzentrierten sich auf Berührungen, wie z.B. auf Massage. Andere waren mit multisensorischen Interventionen der taktilen, leichten und auditorischen Stimulation, wie z.B. die Snoezelentherapie. Studien, welche die Berührungen verglichen, fanden eine signifikante Verbesserung der symptomatischen und klinisch signifikanten Agitation im Vergleich zur üblichen Pflege (Livingston et al., 2014).

Die Studie „Anwendung von Aromapflege in der klinischen Pflegepraxis: Eine systematische Übersichtsarbeit" wurde von Schoberer D., Uhl Ch., Schaffer S., Semlitsch B., Haas W., & Schrempf S. verfasst. Die Autorinnen und Autoren befassten sich mit der Forschungsfrage „Welche wissenschaftlichen Belege gibt es für die effektive Anwendung von Aromapflege in der klinischen Pflegepraxis?". Anstoß für die Arbeit war, dass die Anwendung von Aromapflege in Österreich an Popularität gewinnt und in zahlreichen Kliniken bereits angeboten wird. Deshalb soll wissenschaftliches Wissen zur Effektivität der Aromapflege aufgezeigt werden. Das Ziel ist es wissenschaftliche Literatur zum Thema Aromapflege kritisch zu analysieren und synthetisieren, um Aussagen zur Wirksamkeit von ätherischen Ölen in der klinischen Pflegepraxis treffen zu können. Die Studien, die zur Beantwortung der Fragestellung herangezogen wurden, sind randomisiert kontrollierte Studien (Schoberer et al., 2011).

Zur Datenerhebung wurden die Datenbanken Medline, CINAHL, Cochrane Central Register of Controlled Trials und Cochrane Database of Systematich Reviews herangezogen. Die Studien wurden mit Hilfe von Bewertungsbögen hinsichtlich Glaubwürdigkeit, Aussagekraft und Anwendbarkeit von jeweils zwei Autorinnen und Autoren geprüft. In die Studie miteingeschlossen wurden Patientinnen und Patienten, sowie Bewohnerinnen und Bewohner im Setting Krankenhaus oder Pflegeheim. Weiter Einschlusskriterien waren die Eigenschaften Angst, Unruhe, Agitiertheit, sowie gastrointestinale Beschwerden. In den Datenbanken konnten 121 Treffer erzielt werden. Vier der Arbeiten befassten sich mit der Wirksamkeit von Aromapflege bei dementen Patientinnen und Patienten, mit dem Ergebnis, dass die Anwendung von Melisse oder Lavendel bei dementen und agitierten Patientinnen und Patienten zu einer Reduktion ihres Verhaltens führt. Bei der Erstellung der Pflegefrage wurden keine Einschränkungen bezüglich Patientinnen- und Patientengruppen gemacht, daher ist eine globale Aussage über den Effekt der Aromapflege in der klinischen Praxis nicht möglich. Am häufigsten wurde das ätherische Öl Lavendel in den unterschiedlichen Studien eingesetzt, um Verbesserungen in unterschiedlichen Outcomes zu erzielen. Wichtig ist, bei einer Übertragung der Ergebnisse in die Pflegepraxis, auf die Wünsche und Vorlieben der Patientinnen und Patienten einzugehen (Schoberer et al., 2011).

Der Review „Efficacy of aroma therapie for dementia" wurde von den Autorinnen und Autoren Hongo T., Kawai S., Kamoshita H., & Kurata M. erstellt. Ziel ihrer Arbeit ist es, englische Literatur zum Thema Aromatherapie bis zum Zeitpunkt Juli 2010 systematisch zu überprüfen und die Wirksamkeit von Aromatherapie bei Demenz deutlich zu machen. In den Review eingeschlossen wurden randomisiert kontrollierte Studien. Eingeschlossen wurden Studien mit Angaben von Details der randomisierten Technik (Auswahlverzerrungen), ein detaillierter Übergang von Anzahl der Aussetzer, die Begründung für die Durchführung der Studie, die Standardisierung der Ergebnismessungen, die blinde Bewertung der Bewerterin oder des Bewerters, sowie die deutlich dargebotenen Ergebnisindikationen mit gültigen Statistiken. Ausgeschlossen wurden Studien, welche nicht in englischer Sprache veröffentlicht wurden. Informationen für den Review wurden anhand von Literatur gesammelt. Die Literatur wurde bis Juli 2010 in Datenbanken wie PubMed und ALOIS gesucht. Die verwendeten Suchbegriffe waren Aromatherapie, Komplementärtherapie, alternative Therapie, ätherisches Öl und Demenz. Insgesamt konnten sieben Studien die Zulassungskriterien erfüllen und wurden genauer untersucht. Alle Studien waren quantitativ. Drei Studien wurden in Großbritannien durchgeführt, zwei Studien in Japan, eine in China und eine in den USA. In sechs der sieben Studien wurde Lavendelöl eingesetzt. Die Interventionen waren entweder eine fünfmalige Anwendung der Aromatherapie und die Kontrolle (keine Anwendung) oder eine zweimalige Massage mit Aromaölen. Die Symptome wurden mit Verhaltenskategorien und der Touch Panel-type Dementia Assessment Scale (TDAS) vor und nach den Interventionen gemessen (Hongo, Kawai, Kamoshita, & Kurata, 2013).

In anderen Studien kamen Assessment-Instrumente wie der MMSE, Cohen Mansfield Agitation Inventory (CMAI) oder das Functional Assessment Staging of Alzheimer´s Disease test (Fast) zum Einsatz. In einer weiteren Studie wurden die Auswirkungen von ätherischem Lavendelöl auf ungeordnetes Verhalten bei Patientinnen und Patienten mit schwere Demenz untersucht. Dafür wurden 21 Patientinnen und Patienten randomisiert, um entweder nur Massagen mit ätherischem Lavendelöl zu erhalten, oder Lavendelöl als Inhalation und Konservation verabreicht zu bekommen. In einer anderen Studie erhielten 72 Patientinnen und Patienten mit schwerer Demenz, welche gleichzeitig Unruhe zeigten zu den bestehenden psychotropen Medikamenten entweder ätherisches Zitronenmelissenöl oder Sonnenblumenöl. Das Sonnenblumenöl wurde als Placebo verwendet. Es wurde mit einer Basislotion vermischt und auf das Gesicht und die Arme der Patientinnen und Patienten aufgetragen. Bei insgesamt 35 Patientinnen und Patienten war eine Verbesserung des CMAI zu erkennen. Nur bei elf Patientinnen und Patienten, welche das Placebo erhielten kam es ebenfalls zu einer Verbesserung des CMAI. Zusammenfasst kann gesagt werden, dass die Aromatherapie eine sichere und effektive Intervention in Bezug auf Verhaltensproblemen von Menschen mit Demenz sein mag. Trotz der untersuchten Studien, bleibt der Wirkmechanismus der ätherischen Öle noch ungeklärt, da die Anzahl der untersuchten Studien zur Verallgemeinerung noch zu gering ist (Hongo, Kawai, Kamoshita, & Kurata, 2013).

Der systematische Review „Lavendelöl bei demenziell bedingter Unruhe – ein systematischer Review", welcher von Uehleke B. und Kerckhoff A. verfasst wurde, beinhaltet drei Studien, welche sich mit dem Thema „Aromatherapie" befassen. Das Ziel des Reviews war es, aufzuzeigen, wie Lavendelöl in der Pflege angewandt wird und wie es Unruhe und Agitiertheit minimieren kann. Bei der ersten Studie handelt es sich um ein placebokontrolliertes, multi-crossover, einfachblindes Studiendesign, bei der zweiten Studie handelt es sich um ein placebokontrolliertes, randomisiertes, crossover Studiendesign. Die dritte Studie ist eine Kontrollstudie, ohne Interventionen mit einer Parallelgruppe. Die Autorinnen und Autoren haben keine Fragestellung formuliert. Anstoß der Arbeit war, die Tatsache, dass in Deutschland immer mehr Menschen im Alter über 90 Jahren an Demenz erkranken. Besonders problematisch wird die Agitiertheit im Kontakt mit Angehörigen und Pflegepersonal. Einschlusskriterium für die herangezogenen Studien war der Einsatz von Lavendelöl als ätherisches Öl. Ausgeschlossen wurden Studien, welche die Verwendung von mehreren ätherischen Ölen in Kombination oder alternierend bei der selben Patientin oder beim selben Patienten eingesetzt wurden. Weiters ausgeschlossen wurde eine Studie bei der der Autor „Lavender" hieß. Weitere Ausschlusskriterien waren Studien ohne englischem Abstract, Studien welche den Einsatz von Lavendelöl auf die kognitiven Funktionen, Emotion und aggressives Verhalten untersuchten, Studien welche sich mit experimentellen Tierversuchen befassten, Studien, welche sich mit der Beeinträchtigung des Geruchssinns bei Demenz befassten (Uehleke, & Kerckhoff, 2012).

Die Datenerhebung erfolgte über Datenbanken wie PubMed und CAM-Quest. Suchbegriffe waren „Lavender AND dementia" und „Lavandula angustifolia AND dementia" An der ersten Studie „Lavendelöl zur Behandlung von aufgeregtem Verhalten bei schwerer Demenz: eine placebokontrollierte britische Studie" nahmen 15 Patientinnen und Patienten teil. Diese litten unter schwere Demenz, Unruhe und verstärkter Agitiertheit. Sie wiesen mindestens drei Punkte nach der Pittsburgh Agitation Scale (PAS) auf. Die Patientinnen und Patienten lebten in einem Langzeitpflegeheim. Die Intervention bestand darin, dass ein Aufenthaltsraum der Pflegestation mittels Vernebler mit einem zweiprozentigen Lavendelöl zwischen 16 Uhr und 18 Uhr beduftet wurde. Täglich wurde zwischen der Anwendung von Lavendelöl und dem Placebo „reinem Wasser" gewechselt. Die Intervention wurde zehnmalig durchgeführt. Nach jeder Durchführung wurde durch stille Beobachterinnen oder Beobachter, welche eine Nasenklemme trugen, der PAS-Wert der Patientinnen und der Patienten bestimmt. Die zweite Studie „Die Wirksamkeit der Aromatherapie (Lavandula angustifolia) als Intervention für unruhiges Verhalten bei chinesischen älteren Menschen mit Demenz: eine Crossover-randomisierte Studie" untersuchte die Effektivität von Lavendel bei demenziell erkrankten Menschen mit agitiertem Verhalten. Diese Studie wurde in Hongkong durchgeführt. An der Studie nahmen 70 Patientinnen und Patienten teil. Diese wurden in zwei Gruppen randomisiert. Innerhalb der Therapiegruppe wurde Lavendelöl eingesetzt, die Placebogruppe erhielt Sonnenblumenöl. Es wurden zwei Tropfen des ätherischen Öls in zwei „Aromadiffuser" links und rechts vom Bett nachts für mindestens eine Stunde platziert. Die Anwendung wurde insgesamt drei Wochen durchgeführt. Danach wurden die Gruppen gewechselt. Die Verhaltensveränderung wurde mittels chinesischer Version des Cohen-Mansfield Agitation Inventory (CCMAI) und des Neuropsychiatric Inventory (CNPI) festgestellt. Die dritte Studie „Aromatherapie mit Lavendel zur Behandlung von Verhaltens- und psychischen Symptomen bei Demenzpatienten" schloss 28 Patientinnen und Patienten mit ein. Diese lebten in einem Langzeitpflegeheim in Japan. Die Patientinnen und Patienten litten unter mäßiger oder schwerer Demenz, laut NPI und unter Verhaltensauffälligkeiten laut Behavioral and psychological symptoms of Dementia (BPSD). Die Patientinnen und Patienten wurden für die Intervention in zwei Gruppen eingeteilt. Die Therapiegruppe erhielt dreimal täglich ungefähr eine Stunde nach jeder Mahlzeit zwei Tropfen eines ätherischen Lavendelöls auf den Kragen der Krankenhausunterwäsche. Die Kontrollgruppe erhielt keine Therapie. Insgesamt dauerte die Therapie vier Wochen. Zur Auswertung der Ergebnisse führte eine Study Nurse Beobachtungen durch, sowie den Neuropsychiatric Iventory (NPI), den Mini Mental Status Test (MMSE) und den Barthel-Index-Test. In der ersten Studie zeigen die Ergebnisse, dass es unter der Lavendeltherapie für neun Patientinnen und Patienten eine Verbesserung der Symptomatik laut PAS gab. Für fünf Patientinnen und Patienten kam es zu keiner Verbesserung und bei einer Patientin oder einem Patientin kam es zu einer Verschlechterung (Uehleke, & Kerckhoff, 2012).

Die Autorinnen und Autoren der Studie kommen zu dem Ergebnis, dass die Anwendung von vernebeltem Lavendeöl zu einem mäßigen Effekt in der Behandlung von agitiertem Verhalten bei Patientinnen und Patienten mit schwerer Demenz führt. Die zweite Studie zeigt, dass der CCMAI-Gesamtwert während der Therapie gesunken ist. Es kam zu keinen unerwünschten Nebenwirkungen. Die Autorinnen und Autoren berichten von einer effektiven unterstützenden Therapie zur Behandlung von agitierten Verhalten. Als Vorteil der Therapie sehen sie die Nebenwirkungsfreiheit. Die dritte Studie weist einen deutlich besseren NPI bei der Therapiegruppe auf. In der Kontrollgruppe hat sich der NPI nur gering positiv verändert. In allen drei Studien wurde der ölige Auszug beziehungsweise das ätherische Öl in Form von einer Aromatherapie angewandt. Beim Vergleich der Studien ist zu erkennen, dass es zu einer deutlich abweichenden Dosierung, Therapieschemata sowie Applikationsform kommt (Uehleke, & Kerckhoff, 2012).

Die Studie „Effect of Active Music Therapy and Individualized Listening to Music on Dementia: A Multicenter Randomized Controlled Trial", welche von den Autorinnen und Autoren Raglio A., Bellandi D., Baiardi P., Gianotti M., Ubezio M.C., Zanacchi E., Granieri E., Imbrinani M., & Stramba-Badiale M. verfasst wurde, hat sich als Ziel gesetzt, die Auswirkungen von Musiktherapie mit denen von „Listening to Music" auf BPSD in einer randomisiert kontrollierten Studie zu vergleichen, welche an einer größeren Population von an Demenz erkrankten Menschen durchgeführt wurde. Bei der Studie handelt es sich um eine randomisiert kontrollierte Studie. Die Autorinnen und Autoren haben keine Fragestellung formuliert. An der Studie nahmen neun italienische Institutionen teil, welche alle aus dem Langzeitpflegebereich kamen. Die Patientinnen und Patienten wurden zu einer von drei Behandlungen randomisiert. Interventionsgruppe eins erhielt eine Standardbehandlung plus aktive Musiktherapie, Interventionsgruppe zwei erhielt eine Standardbehandlung plus die Intervention „Listening to Music" und die dritte Interventionsgruppe erhielt nur eine Standardbehandlung. Die Randomisierung wurde zentralisiert und jede Patientin und jeder Patient wurde blind einer fortlaufenden Nummer gemäß einer Randomisierungsliste zugeordnet. Die Einschlusskriterien für die Teilnahme an der Studie waren ein Alter von mindestens 65 Jahren, die Diagnose Demenz, vorhandene Depressionen, Ängste, Unruhe, Apathie, sowie ein Aufenthalt von mindestens zwei Monaten im Pflegeheim. Eingeschlossen wurden auch Patientinnen und Patienten, welche während des Vormonats keine psychotropen Medikamente einnahmen. Nicht teilnehmen durften Patientinnen und Patienten mit schweren Herz-Kreislauf, Lungen- oder Magen-Darm-Erkrankungen. Patientinnen und Patienten, die bereits im Vorjahr eine Musiktherapie oder eine „Listening to Music" Behandlung erhielten, wurden ebenfalls aus der Studie ausgeschlossen. Das lokale Ethikkommission genehmigte das Studienprotokoll. Alle Teilnehmerinnen und Teilnehmer wurden vor Beginn der Behandlung, unmittelbar nach der Behandlung und zwei Monate nach der Behandlung einer klinischen Beurteilung unterzogen (Raglio et al., 2015).

Funktionelle, kognitive und verhaltensbedingte Bewertungen wurden mittels Clinical Dementia Rating (CDR), Mini-Mental State Examination (MMSE), Neuropsychiatric Inventory (NPI), Barthel Index (BI). Verhaltens-, Stimmungs- und Lebensqualität wurden mittels Cornwell Brown Scale – Quality of Life (CBSQoL) und Cornell Scale Depression in Dementia (CSDD) erfasst. Die Standardversorgung umfasste pädagogische und berufliche (z.B. Zeitungslesen, Spielkarten, persönliche Pflege) und körperliche (motorische Rehabilitation) Aktivitäten, die täglich unter Aufsicht von Pflegepersonal durchgeführt wurden. Die Standardversorgung beinhaltete keine Musiktherapie. Die Teilnehmerinnen und Teilnehmer, welche der Musiktherapie zugeteilt wurden, nahmen an 20 individuellen 30-minütigen Sitzungen teil. Diese fanden zwei Mal pro Woche für insgesamt zehn Wochen statt. Eine speziell ausgebildete Musiktherapeutin oder ein Therapeut führte alle Sitzungen durch. Diese fanden in einem ruhigen Raum statt. Der Standort und die verfügbaren Musikinstrumente haben sich während der Behandlungszeit nicht verändert. Die Patientinnen und Patienten wurden bei jeder Sitzung mit einer ähnlichen Gruppe von Instrumenten vorgestellt und ermutigt, diese aufzunehmen und mit ihnen zu interagieren. Die Musiktherapeutin oder der Musiktherapeut folgten der Rhythmus- und Musikproduktion der Patientinnen und Patienten, um eine nonverbale Kommunikation zu ermöglichen. Während der Sitzungen baute die Therapeutin oder der Therapeut eine Beziehung zu den Patientinnen und Patienten auf, indem sie oder er melodische und rhythmische Instrumente benutzte. Alle Sitzungen wurden aufgenommen, um ein Musik Therapy Assessment zu entwickeln. Patientinnen und Patienten, die zu den „Listening to Music“ Behandlungen randomisiert wurden. Die Sitzungen fanden ebenfalls zwei Mal pro Woche über zehn Wochen statt. Jede Sitzung dauerte 30 Minuten. Während der Durchführung hörten Patientinnen und Patienten Musik aus einer individuell bevorzugten Wiedergabeliste, ohne mit einer Musiktherapeutin oder einem Musiktherapeuten zu interagieren. Die Patientinnen und Patienten trugen keine Kopfhörer und blieben während der Sitzung an einem ruhigen Ort. Die Playliste wurde zuvor auf Grundlagen von Gesprächen erstellt. Die Merkmale der Teilnehmerinnen und Teilnehmer beim Screening wurden mittels Einweganalyse der Varianz (ANOVA) oder Kruskal-Wallis oder Chi-Quadrat-Test entsprechend der Art der untersuchten Variablen verglichen. Die Trends im Zeitverlauf von wirksamen Variablen wurden durch die Anwendung von ANOVA-Modellen mit einem Faktor oder einem analogen nicht-parametrischen Test bewertet. Alle Analysen wurden an der Intention-to-Treat (ITT) Population durchgeführt. Die Methode des Last Observation Carry Forward (LOCF) wurde zur Berechnung fehlender Daten verwendet. Die Häufigkeit des kommunikativen Musikverhaltens während der ausgewählten Musiktherapie wurde bei 20 Teilnehmerinnen und Teilnehmern berechnet und der Trend wurde anhand einer einfachen ANOVA bewertet. Die klinischen Merkmale der Patientinnen und Patienten waren zu Studienbeginn in allen drei Gruppen ähnlich. 22 Patientinnen und Patienten haben die Studie frühzeitig verlassen. Es gab keine signifikanten Unterschiede im Verhalten der Gruppen. Alle Gruppen zeigten eine Verbesserung der Verhaltenssymptome, der Depressionen und der Lebensqualität im Lauf der Zeit (Raglio et al., 2015).

Es konnten keine wesentlichen Unterschiede zwischen den einzelnen Interventionsgruppen erfasst werden. Die in der Musiktherapie beobachteten Effekte stimmen mit dem Trend der Interaktion zwischen Musiktherapeutinnen und Musiktherapeuten und Patientinnen und Patienten überein, die während der Musiktherapie mit dem MTCL-D bewertet wurden. Die sonor-musikalische Beziehung zeigte eine Verbesserung der Interaktion aus quantitativer und qualitativer Sicht. Die Zunahme des kommunikativen musikalischen Verhaltens kann mit Veränderungen der emotionalen Beteiligung während der Sitzungen und der Verbesserung der empathischen Beziehungen zwischen den Patientinnen und Patienten und den Musiktherapeutinnen und Musiktherapeuten zusammenhängen. Ziel von aktiver Musiktherapie ist es eine Kommunikationsbrücke zu Patientinnen und Patienten mit Demenz zu bauen. Das Ziel von „Listening to Music“ Behandlungen ist es, ein personalisiertes Hörprogramm zu erstellen, dass die Patientinnen und Patienten zu einem Zustand der Entspannung und des Wohlbefindens führen und so Verhaltensstörungen reduzieren zu können (Raglio et al., 2015).

Die Studie „Individual music therapy for managing neuropsychiatric symptoms for people with dementia and their carers: a cluster randomized controlled feasibility study” welche von den Autorinnen und Autoren Hsu M.H., Flowerdew R., Parker M., Fachner J., & Odell-Miller H. verfasst wurde, hat sich als Ziel gesetzt, die Durchführbarkeit dieses 5-monatigen Musiktherapieprogramms in dementen Wohnheimen zu untersuchen. Es handelt sich um eine randomisiert kontrollierte Studie. Die Autorinnen und Autoren haben keine Fragestellung formuliert. Die ethische Genehmigung wurde im Februar 2013 vom National Research Ethics Service und über die Ethikkommissionen der Anglia Ruskin University überprüft und erteilt. Für die Studie wurden Bewohnerinnen und Bewohner aus zwei Pflegeheimen rekrutiert und nach ihrer Einheit, in der sie im Heim lebten, randomisiert. In jedem Haus wurde eine Einheit zufällig der Interventionsgruppe und die andere der Kontrollgruppe zugeordnet. Eingeschlossen wurden Patientinnen und Patienten, die einen Aufenthalt in einer, für das Projekt identifizierten Einheit, nachweisen konnten. Des Weiteren mussten sie die Diagnose Demenz haben und mindestens 40 Jahre alt sein. Zunächst wurden das Wohlbefinden der Patientinnen und Patienten, sowie die Demenzsymptome durch Interviews und Beobachtungen im dritten und fünften Monat der Musiktherapie, sowie im siebten Monat nach der Musiktherapie ermittelt. Die Wahrnehmung der Musiktherapie wurde durch semistrukturierte Interviews im sechsten Monat der Therapie erhoben. Informationen über den Einsatz von psychotropen Medikamenten wurden zusammen mit den Basisdaten und demografischen Daten gesammelt. Es wurden ebenfalls physiologische Daten erhoben. Diese wurden während der Sitzung und unmittelbar davor und danach erhoben. Dafür wurden zwei Geräte verwendet. Ein Polar Pulsmesser und ein Affectiva Q Sensor. Der Pulsmesser wird am Handgelenk und an der Brust befestigt und misst die Herzfrequenz und die Herzfrequenzvariabilität. Der Q-Sensor wird am Handgelenk befestigt und misst den Hautleitwert, die Hauttemperatur und die Körperbeschleunigung (Bewegung) (Hsu, Flowerdew, Parker, Fachner, & Odell-Miller, 2015).

Die Teilnehmerinnen und Teilnehmer der Interventionsgruppe erhielten einmal pro Woche neben der Standardversorgung für einen Zeitraum von fünf Monaten aktive Musiktherapie. Jede Sitzung dauerte 30 Minuten und wurde von einer Musiktherapeutin oder einem Therapeuten in einem ruhigen Raum durchgeführt und per Video aufgezeichnet. Um Konsistenz zu gewährleisten und die therapeutische Beziehung aufrechtzuerhalten, erhielten die Teilnehmerinnen und Teilnehmer während des gesamten Projekts Sitzungen von der gleichen Musiktherapeutin oder vom gleichen Musiktherapeuten. Die Sitzungen basierten auf Methoden der interaktiven „Live-Musiktherapie. Die Therapeutinnen und Therapeuten verwendeten ihre Musik, ihren Gesang, ihren Körper und ihre Mimik. Diese bildeten die akustischen und visuellen Inputs, die den Teilnehmerinnen und Teilnehmern in den Sitzungen zur Verfügung gestellt wurden. Diese sensorischen Inputs dienten als Hinweise, die direkt die emotionale und somatische Reaktion der Patientinnen und Patienten auslösen könnte. Es wurden vier Schlüsselkonstrukte der Sitzungen angewandt. Es wurden auditorische Signale gesetzt, indem bekannte Lieder verwendet wurden. Diese lieferten die Wiederholung musikalischer Eigenschaften wie Rhythmus, Tempo, Tonhöhe und Melodie und wurden eingesetzt, um die Erregung der Teilnehmerinnen und Teilnehmer zu modulieren. Die Improvisation wurde auch als Teil der bekannten Lieder oder umgekehrt eingesetzt, um die Beteiligung der Teilnehmerinnen und Teilnehmer am gemeinsamen Musizieren zu fördern. Das Sprechen, ähnlich wie eine Psychotherapie-Sitzung, war ebenfalls Teil der Sitzung, welche Erinnerungen und den Ausdruck von Gefühlen ermöglichte. Des Weiteren wurden Mimik und Körperausdruck hervorgehoben und als Teil des musikalischen und verbalen Ausdrucks der Therapeuten verwendet. Die Kontrollgruppe erhielt nur die Standardpflege für fünf Monate. Dazu gehörten die medizinische und persönliche Versorgung, die Versorgung der Grundbedürfnisse und die haushaltsüblichen Tätigkeiten wie Seelsorge, Unterhaltung und Freizeitaktivitäten. Zur Datenauswertung wurden zwei Ansätze verwendet. Es wurden deskriptive und tabellarische Analysen durchgeführt. Für die gesamte statistische Analyse wurde das computergestützte SPSS-Paket Version 20 verwendet. Das Musiktherapieprogramm erschien als praktikable und akzeptable Intervention für die Behandlung von Demenzerscheinungen, sowohl für die Patientinnen und Patienten als auch für das Pflegepersonal. Vorläufige Ergebnisse zeigen Unterschiede in den Symptomen und im Wohlbefinden zwischen der Interventionsgruppe und der Kontrollgruppe. Es deutet darauf hin, dass es bei den Patientinnen und Patienten, die eine Musiktherapie erhielten, zu einer Verbesserung des Wohlbefindens kam. Die Pflegekräfte berichteten über eine verbesserte Pflegetechnik seitens der Interventionsgruppe. Das Musiktherapieprogramm schien eine allgemeine Akzeptanz und Validität zu zeigen. Das Pflegepersonal war begeistert vom Einsatz der Musiktherapie während der fünf Monate. Die Therapie war auch mit einem höheren Wohlbefinden verbunden. Eine weitere Studie berichtet über mögliche Vorteile einer zweiwöchentlichen aktiven individuellen Musiktherapie über einen Zeitraum von sechs Wochen bei der Bewältigung von Agitationsstörungen in der Demenzpflege (Hsu, Flowerdew, Parker, Fachner, & Odell-Miller, 2015).

Dies wird durch die Ergebnisse dieser Studie gestützt, die darauf hindeuten, dass die Durchführung einer geringen Dosis der individuellen Musiktherapie über einen längeren Zeitraum auch ähnliche Effekte haben könnte. Bei der Pflege selbst wurde trotz der vielversprechenden Effekte, die in den semi-strukturieren Interviews erwähnt wurden, keine statistische Signifikanz festgestellt (Hsu, Flowerdew, Parker, Fachner, & Odell-Miller, 2015).

Der Review „Effects of music therapy on behavioral and psychological symptoms of dementia: A systematic review and meta-analysis", wurde von den Autorinnen und Autoren Ueda T., Suzukamo Y., Sato M., & Izum S-I erstellt. Es handelt sich um eine randomisiert kontrollierte Studie. In das Review wurden 20 Studien miteingeschlossen. Für die Metaanalyse mussten die Studien einige Kriterien erfüllen. Beim Studiendesign musste es sich um randomisiert kontrollierte Studien, kontrolliert klinische Studien, Kohortenstudien oder Studien mit vorher/nachher Vergleichen ohne Kontrollgruppe handeln. Eingeschlossen wurden Studien mit Interventionen, bei denen die Musiktypen einzelne musikbezogene Erfahrungen oder eine Kombination von musikbezogenen Erfahrungen, wie z.B. Gesang, Zuhören, Aufführen waren. Die Teilnehmerinnen und Teilnehmer mussten ältere Personen sein, bei denen offiziell jede Art von Demenz diagnostiziert worden ist. Zur Literatursuche wurden Datenbanken wie MEDLINE, CINAHL, PsycINFO verwendet. Die wichtigsten Suchbegriffe Musiktherapie oder Musik wurden in Kombination mit Demenz verwendet. Des Weiteren wurde Handrecherche betrieben. Die Suchstrategie wurde von zwei Gutachterinnen oder Gutachtern unabhängig voneinander bewertet. In das Review wurden 20 Studien miteingeschlossen. Vier davon stammten aus Europa, drei aus den USA, eine aus Australien und zwölf aus Asien. Insgesamt nahmen 651 Patientinnen und Patienten an den 20 Studien teil. Die Anzahl der Teilnehmerinnen und Teilnehmer pro Studie waren unterschiedlich. An jeder Studie nahmen zwischen zwölf und 68 Patientinnen und Patienten teil. Fast alle Studien verwendeten eine Kombination von Methoden, wie z.B. Singen, Musikinstrumente spielen und/oder live Hören, sowie Aufführungen. Viele Studien verwendeten bevorzugte oder vertraute Musik der Patientinnen und Patienten. Einige Studien verwendeten Verfahren, bei denen die Teilnehmerinnen und Teilnehmer aufgenommene Musik über Kopfhörer und CD-Player hörten. Drei Studien verwendeten die Methode des rhythmischen Trainings. Eine Studie verwendete Improvisationen mit einem Schlagzeug. Die Interventionisten waren Musiktherapeutinnen und Musiktherapeuten, Ergotherapeutinnen und Ergotherapeuten, Krankenpflegerinnen und Krankenpfleger, sowie Studentinnen und Studenten. Im Durschnitt dauerte jede Intervention 36 Minuten pro Tag und wurde zwei bis drei Mal in der Woche für insgesamt zehn Wochen durchgeführt. Eine Studie hatte eine sehr lange Dauer von elf Monaten und eine Studie dauerte nur einen Tag. Zur Datenerhebung wurden verschiedenste Instrumente angewandt. Zur Ermittlung von Angstzuständen wurde die Rating Anxiety in Dementia Scale, die Hamilton Anxiety Rating Scale und die japanische Schlaganfall Skala (Emotional Disturbance Scale) eingesetzt (Ueda, Suzukamo, Sato, & Izumi, 2013).

Depressionen wurden mittels Geriatric Depression Scale und Japan Stroke Scale ermittelt. Verhaltenssymptome wurden durch die Cohen-Mansfield Agitation Scale, die Verhaltenssymptomatik bei der Alzheimer-Krankheit und die neuropsychiatrische Intervention (NPI) ausgewertet. Zur Auswertung aller Ergebnisse wurde der standardisierte Mittelwert berechnet. Es wurde die Software „RevMan 5.1." verwendet. Es wurden 842 Studien mit den wichtigsten Suchbegriffen identifiziert. Von diesen waren 644 Duplikate oder entsprachen nicht den Aufnahmekriterien. Gesichtet wurde von 198 Artikel der Volltext. 175 Artikel wurden ausgeschlossen, weil die Ergebnisse, Inventionen und Methode nicht eindeutig waren. 23 Artikel erfüllten die Einschlusskriterien. Die Ergebnisse zeigten, dass die Auswirkungen der Musiktherapie auf die Angstsymptome nur mäßig waren. Die Auswirkungen auf Depressionen und Verhalten waren gering. Eine längere Intervention bei Angstsymptomen schien als effektiver. Die Intervention des Singens wirkte sich positiv auf das Verhalten und die Angst aus. Auch das Musikhören hatte eine größere Auswirkung auf die Ergebnisse des Verhaltens, der Depressionen und Angstzustände (Ueda, Suzukamo, Sato, & Izumi, 2013).

Die Studie „Einflüsse von aktiver und rezeptier Musiktherapie auf Kognition, Verhalten, Schlaf und allgemeine Befindlichkeit von Demenzpatienten – eine Pilotstudie" wurde von den Autorinnen und Autoren Presch M., Hart L., Tucek G., Minnich B., Kullich W., & Bernatzky G. verfasst. Die Autorinnen und Autoren haben sich als Ziel gesetzt, Falluntersuchungen durchzuführen um Vorarbeit für weitere, größere angelegte Studien in diesem Bereich zu leisten. Bei dieser Studie handelt es sich um ein quantitatives Studiendesign. Die Autorinnen und Autoren haben keine gezielte Fragestellung formuliert. Aus der Studie wurden Patientinnen und Patienten mit Schwerhörigkeit, Dehydratation, Angehöriger fremder (Musik)-Kultur, mit Abneigungen gegenüber Musik, Berufsmusikerinnen und Berufsmusiker, sowie mit schweren psychischen Störungen/Krankheiten ausgeschlossen. Es nahmen drei Personen teil (zwei Frauen und ein Mann mit leichter bis mittelschwerer Demenz). Zur Datenerhebung wurde einerseits ein Fragebogen eingesetzt, andererseits Messgeräte. Im Fragebogen wurden die MMSE-Werte zur Ermittlung des Demenzschweregrads und das Neuropsychiatrische Inventar (NPI) zur Ermittlung von Auffälligkeiten in Verhalten und Befindlichkeit im Verlauf der Studiendauer angewandt. Mithilfe eines speziellen Messgeräts wurde die Herzratenvariabilität (HRV) zur Ermittlung von vegetativen Reaktionen (z.B. Entspannung, Stress) und psychischen und physischen Validität gemessen. Die „Actiwatch", welche wie eine Armbanduhr getragen wird, wurde zur Erhebung von physischen Beweglichkeiten eingesetzt. Da an der Studie nur drei Teilnehmerinnen und Teilnehmer beteiligt waren, wurde das Design der Intrakontrolle gewählt. Das heißt, jede Patientin und jeder Patient konnte alle Versuchs- und Kontrollphasen durchlaufen und mit sich selbst verglichen werden. Dabei wurde zwischen aktiver und rezeptiver Musiktherapie, sowie einer interventionsfreien Therapie unterschieden. Über den gesamten Studienzeitraum wurden die Actiwatch Schlafuhren getragen (Presch et al., 2011).

Die HRV-Messungen wurden an drei Tagen pro Woche für jeweils drei Stunden am Tag durchgeführt. Währenddessen fanden auch die Therapieeinheiten statt. Der MMSE-Wert wurde zu Beginn der Studie erhoben. Ebenfalls wurde dieser am Ende der dritten und sechsten Woche (unmittelbar nach der jeweils letzten aktiven bzw. rezeptiven Musiktherapiesitzung) erhoben. Zur Erhebung wurden die Teilnehmerinnen und Teilnehmer einzeln in ihren eigenen Zimmern befragt Der Fragebogen zur NPI wurde insgesamt sieben Mal immer am Ende jeder Woche durchgeführt. Zunächst durchliefen alle Patientinnen und Patienten eine Kontrollwoche mit Messungen ohne Musikintervention. In der zweiten und dritten Woche erfolgte die aktive Musiktherapie. Diese wurde von einer Musiktherapeutin oder einem Musiktherapeuten in Ausbildung in dem Einzelzimmer der jeweiligen Patientin oder des jeweiligen Patienten durchgeführt. Bei der aktiven Musiktherapie wurde auf die individuellen Bedürfnisse und Fähigkeiten der Teilnehmerinnen und Teilnehmer eingegangen. Dabei wurde darauf geachtet, dass es zu einem aktiven gemeinsamen zwischenmenschlich-musikalischem Geschehen kommt. Nach der aktiven Musiktherapie folgte eine Kontrollwoche ohne Intervention. Die Messungen wurden weiterhin durchgeführt. In der fünften und sechsten Woche wurde die rezeptive Musiktherapie angewandt. Diese fand ebenfalls dreimal pro Woche statt. Die Patientinnen und Patienten befanden sich allein in ihren Zimmern und konnten über Kopfhörer eine speziell zusammengestellte CD hören. Bei den Liedern handelt es sich um bekannte Titel aus deren Jugendzeit, die vorwiegend positiv besetzt sind. Abschluss der Durchführung bildete eine Kontrollwoche ohne Musikintervention. Die HRV-Messungen wurden mittels Web-basierten Analysesystem ausgewertet. Das Computerprogramm SigmaSat wurde für die Anfertigung einer Statistik über einzelne Schlafparameter eingesetzt. Bei allen drei Teilnehmerinnen und Teilnehmern kam es zu einer Verbesserung der MMSE-Werte. Die größte Verbesserung konnte durch die aktive Musiktherapie erzielt werden. Bei der rezeptiven Musiktherapie können keine durchgängigen Tendenzen entdeckt werden. Es kam zu deutlich positiven Entwicklungen im Bereich Depression, Apathie/Gleichgültigkeit, Schlaf/nächtliche Verhaltensstörungen, sowie Wahnvorstellungen. Die aktive Musiktherapie führte zu einer Aktivierung und Vitalisierung (lt. Herzratenvariabilität). Außerdem führte sie zu positiven Auswirkungen auf das Schlafverhalten (Presch et al., 2011).

Die Studie „Tier-Mensch-Beziehung im Pflegeheim" welche von Scheibeck R., Pallauf M. und Seeberger B. verfasst wurde, befasst sich mit der Fragestellung „Welche Haltung besteht bei Verantwortlichen von Alten- und Pflegeheimen, wenn beim Heimeinzug die Mitnahme eines Hundes beabsichtigt wird?". Anstoß der Arbeit war die Tatsache, dass ein Haustier für viele ältere Menschen ein oft langjähriger Begleiter ist, welchen sie beim Einzug in ein Heim aufgeben müssten. Die Mitnahme des Haustieres gestaltet sich oftmals sehr schwierig, da die betroffenen Alten- und Pflegeheime ihre Strukturen nicht dementsprechend ausgerichtet haben (Scheibeck, Pallauf, & Seeberger, 2013).

Daher haben sich die Autorinnen und Autoren als Ziel gesetzt, sowohl Möglichkeiten als auch Schwierigkeiten, das eigene Haustier in ein Alten- und Pflegeheim mitzunehmen aufzuzeigen. Bei der Studie handelt es sich um ein qualitatives Studiendesign. Die Daten wurden von Februar bis Mai 2010 erhoben. Dafür wurden 36 Alten- und Pflegeheime in zwei verschiedenen österreichischen Bundesländern herangezogen. Die Durchführung der Studie wurde in drei Schritte eingeteilt. Im ersten Schritt wurde eine Literaturrecherche zur Ermittlung der aktuellen Studienlage durchgeführt Im zweiten Schritt wurde nach freien Heimplätzen, mit Mitnahme eines Hundes gesucht. Bei einer Ablehnung des Hundes wurde in Form eines strukturierten Alltagsgespräch der Grund dafür ausfindig gemacht. Im letzten Schritt wurde ein Leitbildvergleich vorgenommen. Dabei wurden Alten- und Pflegeheime in denen ein Haustier erlaubt ist, mit Alten- und Pflegeheimen, welche kein Haustier erlauben, verglichen. Die Teilnehmerinnen und Teilnehmer wurden per Zufallsprinzip ausgewählt. In die Studie eingeschlossen wurden die Heimleitung, sowie die Pflegedienstleitung. Die Ergebnisse zeigen, dass die Mitnahme des eigenen Haustieres eine große Schwierigkeit aufweist. Grund dafür ist die mangelnde Kooperationsbereitschaft der Heimleitung sowie Pflegedienstleitung. Dennoch ist es besonders wichtig, sich darauf einzustellen, dass in Zukunft die individuellen Wünsche der Bewohnerinnen und Bewohner ermöglicht werden sollen. Außerdem ist die Entwicklung bestimmter Konzepte, welche ein individuelles Wohnen ermöglichen, erstrebenswert. Die Ergebnisse der Studie können aber keinesfalls verallgemeinert werden, da lediglich 36 Alten- und Pflegeheime aus zwei österreichischen Bundesländern in die Studie miteinbezogen wurden. Des Weiteren wurden nur Heimleitung und Pflegedienstleitung befragt (Scheibeck, Pallauf, & Seeberger, 2013).

Die Studie „Tiergestützte Therapie im Demenzbereich eines Akutkrankenhauses“, welche von Püllen R., Coy M., Hunger B., Koetter G., Spate M., & Richter A. verfasst wurde, hat sich als Ziel gesetzt, psychische und verhaltensbezogene Probleme demenzkranker Personen zu verbessern (Püllen et al., 2013). Dafür wurden vier Fragestellungen formuliert: „Lässt sich eine tiergestützte Therapie, durchgeführt als Gruppentherapie, im Alltag eines Akutkrankenhauses mit seinen vielfältigen Besonderheiten und krankenhaushygienischen Anforderungen durchführen?“, „Wie ist die Akzeptanz einer tiergestützten Gruppentherapie mit einem Therapiehund bei dementen Patientinnen und Patienten in einem Akutkrankenhaus?“, „Treten unerwünschte Wirkungen bei einer tiergestützten Therapie auf?“ und „Gibt es Hinweise auf die Wirksamkeit einer tiergestützten Therapie?“. Bisher gab es bereits schon Hinweise auf eine Wirksamkeit tiergestützter Therapie bei kognitiv beeinträchtigen Personen, allerdings beruhten diese Untersuchungen nur auf geringen Fallzahlen. Außerdem wiesen diese erhebliche methodische Unzulänglichkeiten auf. Deshalb war der Anstoß der Arbeit, erneut Untersuchungen durchzuführen. Bei der Studie handelt es sich um ein quantitatives Studiendesign (Püllen et al., 2013).

Die Durchführung der Therapie fand in einer Alteneinrichtung statt. Eingeschlossen wurden stationär, geriatrische Patientinnen und Patienten mit einer funktionellen Beeinträchtigung und kognitiven Einbußen unterschiedlichen Schweregrads. Weitere Einschlusskriterien waren ein ausreichendes Seh- und Hörvermögen, sowie die Fähigkeit auf Umweltreize zu reagieren. Aus der Studie ausgeschlossen wurden Patientinnen und Patienten mit einer Hundeallergie, einer Hundephobie, einer schweren Immunsuppression (z.B. AIDS), einer Besiedelung isolationspflichtiger Erreger (z.B. MRSA), offenen Wunden, einem zentralvenösen Katheter, sowie einer Hämophilie. Die Durchführung der Studie erfolgte von September 2010 bis November 2011. Insgesamt nahmen 105 Patientinnen und Patienten an der Studie teil. Die Therapie erfolgte in Kleingruppen, von maximal zehn Personen. Zu Beginn wurden die Patientinnen und Patienten nach ihren bisherigen Erfahrungen mit Tieren befragt. Nach der Gruppentherapie wurde von einer Psychologin oder einem Psychologen ein selbst entwickelter Bogen mit mehreren wesentlichen Punkten ausgefüllt. Diese befassten sich mit der Stimmung der Patientin oder des Patienten, ob sich diese gebessert hat oder nicht. Der zweite Punkt befasste sich mit dem Verhalten der Patientin und des Patienten in der Therapiestunde. Dabei wurde darauf geachtet, ob sie sich eher aktiv oder passiv verhalten. Des Weiteren wurde dargestellt, ob die Patientin oder der Patient die Therapie frühzeitig verlassen musste. Der letzte Punkt wurde für Besonderheiten erstellt. Die Daten wurden anschließend anonymisiert und retrospektiv ausgewertet. Die deskriptive Darstellung erfolgte mittels Software SPSS Version 19. Die Ergebnisse zeigen, dass von insgesamt 105 Patientinnen und Patienten nur 13 frühzeitig die Therapie verlassen mussten. Gründe für das Verlassen waren Unruhe, körperliche Beschwerden, Sozialkontakte außerhalb des Zimmers, Abholung zu einer Untersuchung und die Notwendigkeit, zur Toilette zu gehen. Bei 61 Teilnehmerinnen und Teilnehmern kam es zu einer Stimmungsveränderung nach der Therapie. Bei 44 Patientinnen und Patienten konnte keine Stimmungsverbesserung festgestellt werden. Die Psychologin bzw. der Psychologe stellte eine Stimmungsverbesserung anhand Mimik, Gestik und Nachlassen von Spannungen fest. 57 Patientinnen und Patienten beteiligten sich aktiv an der Gruppentherapie. Diese wiesen eher eine Stimmungsverbesserung auf, als Patientinnen und Patienten welche eher passiv waren. Außerdem konnten laut Aussagen mehrere Krankenpflegerinnen und Krankenpfleger die positiven Wirkungen der Therapie auch im Pflegealltag gut integriert werden. Dies äußerte sich dadurch, dass die Patientinnen und Patienten zunehmend aufmerksamer und kommunikativer wurden. Beispielsweise wurde beim Abendessen des selben Tages, an welchem zuvor die Therapie stattfand, das Thema „Hund“ häufig von den Patientinnen und Patienten angesprochen (Püllen et al., 2013).

Die Studie „Pet therapy in elderly patients with mental illness", welche von Moretti F., De Ronchi D., Bernabel V., Marchetti L., Ferrari B., Forlani C., Negretti F., Sacchetti C., & Atti A.R. verfasst wurde, hat sich als Ziel gesetzt die Auswirkungen einer Haustiertherapie auf ältere Patientinnen und Patienten, die von verschiedenen psychiatrischen Erkrankungen betroffen sind und in einem Pflegeheim in einer wohlhabenden Gegend Norditaliens leben, zu bewerten. Es wurde keine explizite Fragestellungen von den Autorinnen und Autoren formuliert. Es handelt sich um ein quantitatives Studiendesign. Einschlusskriterien waren ein Alter von über 65 Jahre, der Aufenthalt in der Anstalt seit mindestens zwei Monaten, sowie eine kognitive Einschränkung. Ausgeschlossen wurden Patientinnen und Patienten die blind und/oder schwerhörig waren und Schwierigkeiten hatten, mit dem Pflegepersonal zu interagieren Zunächst wurden in der Langzeitpflegeeinrichtung Broschüren mit den Projekten an alle Bewohnerinnen und Bewohner ausgeteilt Anschließend wurden die Bewohnerinnen und Bewohner mit ihren Angehörigen zu einem informativen Treffen eingeladen. Nach den vorhin bereits genannten Ein- und Ausschlusskriterien blieben dann 21 Patientinnen und Patienten übrig, die an der Studie teilnehmen konnten. Diese wurden in eine Interventionsgruppe und in eine Kontrollgruppe per Zufall eingeteilt. In der Interventionsgruppe waren neun Frauen und ein Mann. In der Kontrollgruppe befanden sich elf Frauen. Die Einteilung in die Interventionsgruppe beziehungsweise Kontrollgruppe erfolgte durch die Ärztin oder den Arzt, welcher die MMSE und GDS Werte verwaltete. Das Ziel war es, anhand von soziodemografischen und klinischen Merkmalen zwei ähnliche Gruppen zu bilden. Um den kognitiven Status, sowie die depressiven Symptome der Patientinnen und Patienten zu erheben, wurde der Mini Mental Status Test (MMSE) und die Geriatric Depression Scale (GDS) herangezogen. Des Weiteren erhielten die Teilnehmerinnen und Teilnehmer einen Fragebogen, in dem sie ihre über zwei Wochen selbstwahrgenommene Lebensqualität festlegen mussten. Außerdem wurden sie über ihre Zufriedenheit in persönlichen Beziehungen, die Unterstützung von Freundinnen und Freunden, Schlaf- und Appetitgewohnheiten, sowie das Engagement bei täglichen Aktivitäten befragt. Dabei standen ihnen Multiple-Choice-Antworten mit Auswahlmöglichkeiten wie „gut", „schlecht" und „weder schlecht noch gut" zur Verfügung. Die Interventionen fanden insgesamt sechs Wochen statt. Sie erfolgten sowohl innerhalb des Pflegeheims, sowie im Freien. Die Aktivität fand einmal pro Woche für 90 Minuten statt. Dabei sollten die drei Hunde mit allen Teilnehmerinnen und Teilnehmern in Kontakt treten. Es gab die Möglichkeit, mit den Hunden zu spielen, zu laufen, zu sprechen und sie zu streicheln. Dabei mussten die Hunde die ganze Zeit von einer Hundeerzieherin oder einem Hundeerzieher beaufsichtigt werden. Die Kontrollgruppe durfte die Hunde zwar sehen, aber nicht mit ihnen interagieren. Vor der Intervention wurden die Hunde von Tierärztinnen und Tierärzten auf ihr Temperament getestet, sowie der aktuelle Gesundheitszustand und der Impfstatus wurden überprüft. Zuvor wurden die Hunde professionell ausgebildet. Außerdem wurden die Hunde an die Teilnahme der Therapiesitzung gewöhnt. Dabei wurden sie trainiert, um von plötzlichen Geräuschen unbeeinflusst zu bleiben (Moretti et al., 2011).

Die Hunde waren bereits mit Menschen, die von somatischen sowie psychischen Erkrankungen betroffen waren, vertraut. Ausgewertet wurden die Daten ebenfalls mit dem MMSE, um einen Vergleich feststellen zu können. Des Weiteren wurden unabhängige voneinander, sowie gepaarte Stichprobentests durchgeführt, um Frequenzen und Mittel innerhalb und zwischen den Gruppen vergleichen zu können. Außerdem erhielten die Teilnehmerinnen und Teilnehmer erneut einen Fragebogen zur Wahrnehmung der Intervention. Die Tiertherapie reduzierte die depressiven Symptome in der Langzeiteinrichtung um 50 Prozent. Bei den Stimmungsstörungen war in beiden Gruppen eine Verbesserung des GDS festzustellen. Bei Teilnehmerinnen und Teilnehmern aus der Interventionsgruppe konnte eine Verbesserung der kognitiven Funktionen anhand des MMSE gemessen werden. Ein positiver Effekt auf die selbst wahrgenommene Lebensqualität wurde bei fünf Teilnehmerinnen und Teilnehmer aus der Interventionsgruppe und zwei Teilnehmerinnen und Teilnehmer aus der Kontrollgruppe festgestellt. In den nach der Intervention ausgehändigten Fragebögen an die Patientinnen und Patienten, berichteten alle von einer angenehmen sowie interessanten Erfahrung. Neun von zehn Patientinnen und Patienten gaben an, dass die Hunde eine beruhigende Wirkung hatten. Eine Person berichtete, dass die Therapie an vergangene Erinnerungen erinnerte. 80 Prozent aller Teilnehmerinnen und Teilnehmer würden die Therapie gerne fortsetzen (Moretti et al., 2011).

Die Studie „An Evaluation of Dog-Assisted Therapy for Residents of Aged Care Facilities with Dementia" wurde von den Autorinnen und Autoren Travers C., Perkins J., Rand J., Bartlett H., & Morton J. verfasst. Das Ziel der Studie ist es, hundeunterstützende Therapie für Menschen mit Demenz, die in Altenpflegeeinrichtungen leben, mit validierten Instrumenten der Stimmung, Lebensqualität und psychosozialen Funktionsfähigkeit durchzuführen und auf potenziell störende Variablen zu kontrollieren. Es handelt sich um eine randomisiert kontrollierte Studie. Die Autorinnen und Autoren haben keine Fragestellung formuliert. Eingeschlossen in die Studie wurden Patientinnen und Patienten mit einer leichten bis mittelschweren Demenz jeglicher Art. Außerdem mussten sie kognitiv dazu in der Lage sein, die Basis und „Follow-up" Maßnahmen abzuschließen. Ausgeschlossen wurden Patientinnen und Patienten mit einer schweren Demenz. Nach dem Einwilligungsverfahren wurden die Teilnehmerinnen und Teilnehmer nach dem Zufallsprinzip entweder der Hundegruppe oder der Menschen-Therapeuten-Intervention zugeordnet. Es waren Teilnehmerinnen und Teilnehmer aus drei verschiedenen Altenpflegeeinrichtungen dabei. 67 Patientinnen und Patienten wurden in die Studie aufgenommen und in eine Behandlungsgruppe randomisiert. 55 Patientinnen und Patienten schlossen die Studie ab. Vor Beginn der Studie wurden von den Teilnehmerinnen und Teilnehmern grundlegende demografische Daten, einschließlich der Dauer des Aufenthalts in der Einrichtung und die regelmäßige Einnahme von psychotropen Medikamenten erhoben. Des Weiteren wurden die Teilnehmerinnen und Teilnehmer gefragt, ob sie einen Hund besessen hätten, bevor sie in die Einrichtung gezogen sind. Es wurden auch Gründe gesucht, warum die Patientinnen und Patienten keinen Hund gehabt haben (Travers et al., 2015).

Zur Ermittlung der kognitiven Leistungsfähigkeit wurde der Mini Mental State Test (MMSE) durchgeführt. Fragebogen-Messungen mittels QOL-AD der Lebensqualität, der Stimmung und der psychosozialen Funktionsfähigkeit wurden eine Woche vor Studienbeginn und nach Studienabschluss durch eine Psychologin oder einen Psychologen durchgeführt. Alle Therapiesitzungen wurden von einer Therapeutin oder einem Therapeuten durchgeführt, die eine Tierärztin oder ein Tierarzt war. Sie hatten auch Erfahrungen in der Arbeit mit Menschen mit Demenz und in der Durchführung von Kleingruppentherapiesitzungen. Vor der Durchführung der Interventionen erhielt die Therapeutin oder der Therapeut vier Tage lang eine Schulung in Theorie und Technik in der Durchführung der hundegestützten Therapie bei Menschen mit Demenz, die in der Altenpflege leben. Jede Therapiesitzung beinhaltet eine einleitende Aktivität, eine allgemeine Diskussion, die Möglichkeit für jede Teilnehmerin und jeden Teilnehmer individuell mit dem Hund durch Spielen, Streicheln und/oder Füttern zu interagieren und schloss mit einer kurzen Geschichte für die Gruppe ab. Die reine Intervention des Menschen-Therapeuten übernahm das gleiche Format, aber anstelle eines Hundes wurde in jede Therapiesitzung ein Artikel eingebracht, um die Diskussion anzuregen (z.B. ein ungewöhnliches Insekt in der Flasche). Die Interventionen wurden nacheinander über einen Zeitraum von 18 Monaten (inklusive Vorstellung, Rekrutierung, Auswertung) durchgeführt. Die Sitzungen wurden dreimal pro Woche in der Einrichtung A durchgeführt. Basierend auf der Empfehlung der Mitarbeiterinnen und Mitarbeiter der Einrichtung A, dass der zeitliche Aufwand mit drei Sitzungen pro Woche sowohl für die Patientinnen und Patienten, als auch für das Personal der Einrichtung zu groß war, bestand die Intervention in den Einrichtungen B und C aus zwei Sitzungen pro Woche. Die Sitzungen dauerten 40 bis 50 Minuten pro Einheit und waren über elf Wochen verteilt. Jede Einrichtung stellte einen Raum zur Verfügung, indem die Sitzungen durchgeführt werden konnten. Die Kontrollgruppenteilnehmerinnen und Teilnehmer hatten keinen Kontakt zum Hund. Insgesamt wurden drei verschiedene Hunde (Puddel, Staffordshire Terrier und Deutscher Schäferhund) für die Therapie eingesetzt. Bei der Therapiesitzung war nur ein Hund anwesend und die Hunde wurden in einer rotierenden Reihenfolge eingesetzt, um den Stress für die Hunde zu minimieren. Zur Datenauswertung wurde das Programm Stata Version elf verwendet. Insgesamt haben 19 Patientinnen und Patienten von der Pflegeeinrichtung A, 16 Patientinnen und Patienten von der Einrichtung B und 20 Patientinnen und Patienten aus der Einrichtung C die Studie abgeschlossen. Das Durchschnittsalter der Teilnehmerinnen und Teilnehmer betrug 85 Jahre. Diese lebten durchschnittlich zweidreiviertel Jahre in der Pflegeeinrichtung. Mit der hundeassistierenden Therapie waren keine Nebenwirkungen (Hautrisse, Blutergüsse, Hautreizungen) verbunden. Nach der Therapie war der QOL-AD Wert in der hundeunterstützenden Therapiegruppe signifikant höher als in der reinen Menschen-Therapeuten Gruppe. Im Vergleich zur reinen Menschen-Therapeuten Gruppe waren die MOSES-Depressionssubskalenwerte nach der Therapie bei den Teilnehmerinnen und Teilnehmern der hundeassistierenden Therapiegruppe höheren Ausgangswerten (schlechter) moderat niedriger (besser) (Travers et al., 2015).

Für keine der übrigen Maßnahmen wurden signifikante Unterschiede nach der Therapie zwischen der hundeassistierten und der humantherapeutischen Intervention beobachtet. In der Woche elf der Interventionen kam es in der Einrichtung C zu einem Ausbruch von Gastroenteritis. Das Queensland Human Research Ethikkomitee genehmigte die Studie, und informierte sich, dass vor Beginn der Studie von jeder Teilnehmerin und jedem Teilnehmer oder dem gesetzlichen Vormund eine schriftliche Zustimmung eingeholt wurde. Wichtig ist, dass es in der Woche elf der Intervention in der Einrichtung C zu einem Ausbruch von Gastroenteritis kam, was sich negativ auf die QOL-AD Werte der Teilnehmerinnen und Teilnehmer ausgewirkt haben könnte, obwohl nicht bekannt ist, welche Teilnehmerinnen und Teilnehmer von der Krankheit betroffen waren. Insgesamt sind diese Ergebnisse mit der Hypothese vereinbar, dass die hundegestützte Therapie einige der unerfüllten Bedürfnisse der Teilnehmerinnen und Teilnehmer durch sinnvolle Aktivität, Stimulation, angenehme soziale Interaktion und Komfort durch Körperkontakt erfüllt. Freude und Engagement an neuartiger, stimulierender Aktivität können die verbesserten Depressionen bei den Teilnehmerinnen und Teilnehmern der hundeassistierten Therapiegruppe erklären, die wiederum der beobachteten Verbesserung der QOL-AD Werte in der Einrichtung B zugrunde liegen können. Es ist wahrscheinlich, dass die beiden Interventionen eine Reihe von Bedürfnissen abdeckten, die unter den Teilnehmerinnen und Teilnehmern sehr unterschiedlich waren, und diejenigen, die Hunde wirklich mochten, hätten mehr Spaß haben können und mehr von der hundeunterstützten Therapie profitieren können (Travers et al., 2015).

## 3.3 Synthese

Die Autoren Sánchez, Millán-Calenti, Lorenzo-López und Maseda führen in ihrer Studie positive Auswirkungen auf das Verhalten aufgrund der Interventionen in den multisensorischen Snoezelenräumen an. In einer weiteren Studie der Autoren Sánchez, Millán-Calenti, Lorenzo-López und Maseda konnte ein Rückgang der disruptiven Verhaltensweise festgestellt werden. Die erste Studie von Sánchez, Millán-Calenti, Lorenzo-López und Maseda zeigt allerdings nur eine kurzfristige Verbesserung der Stimmung von Menschen mit Demenz. In einer weiteren Studie von Sánchez, Millán-Calenti, Lorenzo-López und Maseda konnten ebenfalls nur kurzfristige Veränderungen in Bezug auf das Verhalten von Menschen mit Demenz festgestellt werden. Eine sinnvollere verbale und nonverbale Kommunikation, sowie eine höhere Spontanität und ein höheres Ausmaß an Augenkontakt beschreibt die zweite Studie von Sánchez, Millán-Calenti, Lorenzo-López und Maseda. Auch in der dritten Studie der gleichnamigen Autorinnen und Autoren konnte eine signifikante Verbesserung der Interaktion mit den Pflegekräften, sowie ein besserer Kommunikationsansatz festgestellt werden. Eine langfristige Wirksamkeit der Snoezelenanwendung bei Patientinnen und Patienten mit unterschiedlichen Demenzphasen ist laut Sánchez, Millán-Calenti, Lorenzo-Lópze und Maseda noch ungeklärt (Sánchez, Millán-Calenti, Lorenzo-López, & Maseda, 2012), (Palm, Köhler, Dichter, Bartholomeyczik, & Holle, 2013).

Eine richtige Anpassung der Interventionen an den jeweiligen Bedarf der Patientinnen und Patienten wird auch in der Studie von Palm, Köhler, Dichter, Bartholomeyczik und Holle als noch sehr unklar beschrieben (Sánchez, Millán-Calenti, Lorenzo-López, & Maseda, 2012), (Palm, Köhler, Dichter, Bartholomeyczik, & Holle, 2013).

Livingston et al. verglich mehrere Studien mit der Anwendung der Aromatherapie, wobei in allen Studien eine signifikante Verbesserung der symptomatischen und klinischen Agitation festgestellt werden konnte. Schoberer et al. beschreibt durch die Anwendung von Melisse oder Lavendel bei dementen und agitierten Patientinnen und Patienten eine Reduktion ihres Verhaltens. Die Aromatherapie ist eine sichere und effektive Intervention in Bezug auf Verhaltensprobleme von Menschen mit Demenz laut Hongo, Kawai, Kamoshita und Kurata. Die Autorinnen und Autoren Uehleke und Kerckhoff berichten ebenfalls von einer effektiven unterstützenden Therapie zur Behandlung von agitiertem Verhalten. Livingston et al. berichtet von keiner sofortiger und langfristigen Verbesserung der Agitation durch die Anwendung der Aromatherapie bei Patientinnen und Patienten mit Demenz. Ergebnisse der Autorinnen und Autoren Schober et al. zeigen ebenfalls, dass die Ergebnisse des Wirkmechanismuses der ätherischen Öle noch ungeklärt sind (Livingston et al., 2014), (Schoberer et al., 2011), (Hongo, Kawai, Kamoshita, & Kurata, 2013), (Uehleke, & Kerckhoff, 2012).

Raglio et al. beschreibt in einer Studie einen Zustand der Entspannung, sowie des Wohlbefindens und eine Reduktion der Verhaltensstörungen auf Grund von aktiver und rezeptiver Musiktherapie. Patientinnen und Patienten, welche eine Musiktherapie erhielten, profitierten von einer Verbesserung ihres Wohlbefindens, wie die Ergebnisse der Studie von Hsu, Flowerdew, Parker, Fachner und Odell-Miller zeigten. Raglio et al. beschreiben eine Verbesserung der Verhaltenssymptome, der Depressionen und der Lebensqualität von Patientinnen und Patienten mit Demenz. Ergebnisse der Studie von Ueda, Suzukamo, Sato und Izumi zeigen ebenfalls eine Auswirkung auf das Verhalten, die Depressionen und Angstzustände aufgrund des Musikhörens auf. Presch et al. beschreiben ebenso deutlich positive Entwicklungen im Bereich Depression, Apathie/Gleichgültigkeit, Schlaf/nächtliche Verhaltensstörungen, sowie Wahnvorstellungen. Es kommt zu einer Verbesserung der empathischen Beziehungen zwischen den Patientinnen und Patienten und den Musiktherapeutinnen und Musiktherapeuten laut Raglio et al. Die Autorinnen und Autoren Hsu, Flowerdew, Parker, FAchner, und Odell-Miller berichten von Ergebnissen, die zeigen, dass es durch das Musiktherapieprogramm zu einer allgemeinen Akzeptanz und Validität kommt. Die aktive Musiktherapie dient laut Raglio et al. als Kommunikationsbrücke, welche zwischen den Patientinnen und Patienten und den Therapeutinnen und Therapeuten aufgebaut werden kann (Raglio et al., 2015), (Hsu, Flowerdew, Parker, Fachner, & Odell-Miller, 2015), (Ueda, Suzukamo, Sato, & Izumi, 2013), (Presch et al., 2011).

Presch et al. berichten ebenfalls, dass die aktive Musiktherapie zu einer Aktivierung (Patientinnen und Patienten beginnen mehr zu kommunizieren) und Vitalisierung führt (Raglio et al., 2015), (Hsu, Flowerdew, Parker, Fachner, & Odell-Miller, 2015), (Ueda, Suzukamo, Sato, & Izumi, 2013), (Presch et al., 2011).

Die Tiertherapie führt laut Püllen et al. zu einer Stimmungsverbesserung der Patientinnen und Patienten mit Demenz. Diese wurden mittels Mimik, Gestik und Nachlassen von Spannungen ermittelt. Moretti et. al gibt in den Ergebnissen der Studie eine Reduktion der depressiven Symptome, sowie einer Besserung der Stimmungsstörungen laut GDS an. Die Tiertherapie profitierte ebenfalls von positiven Auswirkungen, welche gut in den Pflegealltag integriert werden konnten laut Püllen et al. Ergebnisse der Studie von Moretti et al. zeigen, dass es zu einer Verbesserung der kognitiven Funktionen anhand der MMSE Werte kommt, welche sich ebenso positiv auf den Pflegealltag auswirken können. Travers et al. berichtet nach der Tiertherapie von einem signifikant höheren Wert der Lebensqualität der Patientinnen und Patienten mit Demenz. Die Tiertherapie in der Studie Moretti et al. zeigt einen positiven Effekt auf die selbstwahrgenommene Lebensqualität. Ergebnisse der Studie Püllen et al. zeigen, dass Patientinnen und Patienten, welche sich aktiv an der Tiertherapie beteiligten, eher eine Stimmungsverbesserung aufwiesen, als jene Patientinnen und Patienten, die eher passiv blieben. Ähnliche Ergebnisse liefert die Studie von Travers et al. Diese gibt an, dass Patientinnen und Patienten, die Hunde wirklich mochten, mehr Spaß an der Therapie haben können und dadurch eher davon profitieren werden. Scheibeck, Pallauf und Seeberger zeigen auf, dass aktuell die Umsetzung von individuellen Wünschen, bezüglich Mitnahme des eigenen Haustieres noch schwierig ist. Ergebnisse der Studie Moretti et. al zeigen aber, dass 80 Prozent der Patientinnen und Patienten die Therapie gern fortsetzen würden. Somit wäre eine Anpassung an individuelle Bedürfnisse und Wünsche erstrebenswert (Scheibeck, Pallauf, & Seeberger, 2013), (Püllen et al., 2013), (Moretti et al., 2011), (Travers et al., 2015).

## 3.4 Zusammenfassung der Ergebnisse

Anhand der verwendeten Studien zu den Interventionen Snoezelen, Aromapflege/Aromatherapie, Musiktherapie und tiergestützte Therapie zeigt sich eine positive Auswirkung auf das Verhalten, Wohlbefinden und die Wahrnehmung von Menschen mit Demenz. Die Intervention des „Snoezelen" zeigt, positive Auswirkungen auf das Verhalten von Patientinnen und Patienten mit Demenz. Oftmals waren die Veränderungen aber nur kurzfristig und sind daher auf langfristige Vorteile, sowie eine Verallgemeinerung fraglich. Das, in die tägliche Pflege integrierte MSSR regte eine generalisierte Wirkung auf die Stimmung und das Wohlbefinden von Menschen mit Demenz an. Nach dem Erhalt der Snoezelenintervention kam es zu einer signifikanten Verbesserung des Depressionsgrades bei den Patientinnen und Patienten mit Demenz. Die Wirksamkeit dieser Intervention in Bezug auf die Kommunikation und die soziale Interaktion geht aus den Studien noch nicht hervor. Allerdings berichten Familienangehörige über eine Verbesserung der familiären Interaktion, sowie eine größere Verbundenheit zu ihren Liebsten. Eine weitere Studie fand eine signifikante Verbesserung der symptomatischen und klinisch signifikanten Agitation durch das Konzept der Snoezelentherapie im Vergleich zur üblichen Pflege. Auch die Aromapflege/Aromatherapie hat einen positiven Effekt bei Patientinnen und Patienten mit Demenz. Beispielsweise führt die Anwendung von Melisse oder Lavendel bei dementen, agitierten Patientinnen und Patienten zu einer Reduktion des „negativen" Verhaltens. Besonders gerne wird das ätherische Öl Lavendel eingesetzt, um zu einer Verbesserung in unterschiedlichen Outcomes zu kommen. Allgemein ist es wichtig, auf die Wünsche und Vorlieben der Patientinnen und Patienten bei der Anwendung der Aromapflege Rücksicht zu nehmen. Die Anwendung des Lavendelöls wurde in Form von Massagen, Inhalationen und Konservationen verabreicht. Die Aromapflege/Aromatherapie ist eine sichere und effektive Intervention in Bezug auf Verhaltensprobleme von Patientinnen und Patienten mit Demenz. Trotzdem konnte der Wirkmechanismus ätherischer Öle noch nicht zur Gänze herausgefunden werden, da zu einer Verallgemeinerung der Aussagen die Anzahl der Studien noch zu gering ist. Die Anwendung von vernebeltem Lavendelöl führt allerdings nur zu einem mäßigen Effekt in der Behandlung von agitiertem Verhalten bei Patientinnen und Patienten mit schwerer Demenz. Auch die Anwendung der Musiktherapie zeigt eine Verbesserung der Verhaltenssymptome, der Depressionen und der Lebensqualität von Patientinnen und Patienten mit Demenz. Der Einsatz der Musiktherapie ist eine praktikable und akzeptable Intervention zur Behandlung von Demenzerscheinungen. Diese dient sowohl den Patientinnen und Patienten mit Demenz, als auch dem Pflegepersonal in Form einer verbesserten Pflegetechnik. Die Musiktherapie weist eine allgemeine Akzeptanz und Validität auf und ist mit einem höheren Wohlbefinden der Patientinnen und Patienten verbunden. Für eine Reduktion der Angstsymptome bei Patientinnen und Patienten mit Demenz ist eine längere Intervention der Musiktherapie effektiver. Eine positive Wirkung zeigt die Intervention des Singens, aber auch das Musikhören, in Bezug auf Verhalten, Depressionen, Apathie/Gleichgültigkeit, Schlaf/nächtliche Verhaltensstörungen, Wahnvorstellungen und Angst. Einen deutlich positiveren Effekt zeigt die aktive Musiktherapie, diese führt zu einer Aktivierung und Vitalisierung, sowie zu positiven Auswirkungen auf das Schlafverhalten. Hingegen können bei der rezeptiven Musiktherapie keine durgängigen Tendenzen entdeckt werden. Beim Einsatz der Tiertherapie kam es zu einer Stimmungsverbesserung, welche durch Mimik, Gestik und Nachlassen der Spannungen bei Patientinnen und Patienten mit Demenz, festgestellt wurde. Patientinnen und Patienten, welche sich aktiv an der Intervention beteiligten, neigten eher zu einer Stimmungsverbesserung. Die positiven Auswirkungen konnten dadurch auch gut in den Pflegealltag integriert werden. Patientinnen und Patienten waren zunehmend aufmerksamer und kommunikativer. Außerdem führt die Tiertherapie zu einer Reduktion depressiver Symptome und die Hunde hatten eine beruhigende Wirkung auf die Patientinnen und Patienten. Zusammenfassend kann gesagt werden, dass sich alle genannten Interventionen anbieten, um die Wahrnehmung von Patientinnen und Patienten mit

Demenz zu fördern. Trotz allem dürfen die Bedürfnisse der Patientinnen und Patienten nicht außer Acht gelassen werden. Die Anwendung der Interventionen muss immer auf Einverständnis und Akzeptanz der Patientinnen und Patienten passieren. Nur dadurch, kann eine positive Auswirkung erzielt werden. Abhängig vom Schweregrad der Demenz muss eine geeignete Intervention zur Wahrnehmungsförderung gefunden werden. Auch die Umgebung spielt eine wesentliche Rolle. Es stellt sich hierbei die Frage, wann es möglich ist welche Intervention anzuwenden.

# 4. DISKUSSION UND SCHLUSSFOLGERUNG

Die Zielsetzung der Arbeit konnte nur bedingt beantwortet werden. Es wurden zu allen in der Fragestellung genannten Interventionen Studien gefunden. Allerdings hängt das Ziel, die Wahrnehmung von Patientinnen und Patienten mit Demenz zu fördern, vom Schweregrad der Demenz, sowie von der Akzeptanz der Patientinnen und Patienten ab. Anhand der Studien ist deutlich zu sehen, dass die Interventionen immer mehr implementiert werden. Teilweise wird auch versucht diese in den Pflegealltag miteinzubinden. Spezielle Studien zur Wahrnehmungsförderung anhand der unterschiedlichen Interventionen wurden nicht gefunden. Allerdings bieten die verwendeten Studien einen groben Überblick über ein breit gefächertes Spektrum an Möglichkeiten, die in Betracht gezogen werden können, um die Patientinnen und Patienten weitestgehend zu motivieren und aktivieren. In einigen Ländern sind viele Interventionen noch nicht vollständig entwickelt oder noch gar nicht bekannt. Deshalb wäre es besonders wichtig, die einzelnen Interventionen weltweit in die Langzeitpflege zu integrieren. Durch die Snoezelentherapie konnte eine signifikante Verbesserung sowohl in der verbalen als auch in der nonverbalen Kommunikation mit den Pflegekräften festgestellt werden. Diese führte auch zu einer Erhöhung der Dauer des Augenkontaktes, sowie zu einer Erhöhung der Autonomie und der Anzahl an lächelnden Blicken, einer Verringerung der verbalen Missbilligungen und Wut während der Morgenbetreuung. Auch die Interaktion mit den Pflegekräften, sowie ein besserer Kommunikationsansatz resultierten aus der Anwendung der Snoezelentherapie. Patientinnen und Patienten wiesen eine größere Unabhängigkeit bei den Aktivitäten des täglichen Lebens auf. Eine langfristige Wirksamkeit kann jedoch noch nicht bestätigt werden. Die Interventionen der Snoezelentherapie müssen noch an Patientinnen und Patienten angepasst werden. Dies betrifft die Planung und auch die Anwendung. Besonders hervorgehoben wird, dass das Leitungspersonal in die Schulungsmaßnahmen und in die Schritte der Prozessevaluation miteinbezogen werden sollte, da dieses für die Auswahl des Personals, welches die Interventionen an den Patientinnen und Patienten später durchführen soll, verantwortlich ist. Da das Patientinnen- und Patientenklientel in Bezug auf die Aromapflege in einzelnen Studien noch nicht eingeschränkt wurde, ist eine globale Aussage über den Effekt in der klinischen Praxis noch nicht möglich. Allerdings wurde das ätherische Öl Lavendel mitunter am häufigsten eingesetzt und führte durchwegs zu Verbesserungen in unterschiedlichen Outcomes. Auch für agitiertes Verhalten von Patientinnen und Patienten scheint die Aromapflege eine unterstützende Therapie darzustellen. Die Ergebnisse zeigen außerdem, dass auf die Wünsche und Vorlieben der Patientinnen und Patienten Rücksicht genommen werden muss. Die Aromatherapie scheint eine sichere und effektive Intervention in Bezug auf Verhaltensprobleme bei Patientinnen und Patienten mit Demenz zu sein. Trotzdem konnte auf Grund einer zu geringen Anzahl an Studien der Wirkmechanismus der ätherischen Öle noch nicht herausgefunden werden. Durch die Anwendung der Musiktherapie, in Form von emotionaler Beteiligung, nimmt das kommunikative musikalische Verhalten bei Patientinnen und Patienten zu. Außerdem kommt es zu einer Verbesserung der empathischen Beziehungen zwischen den Patientinnen und Patienten und den Musiktherapeutinnen und Musiktherapeuten. Aufgrund der Musiktherapie wird eine Verbesserung des Wohlbefindens vermutet. Wahrgenommen wird auch eine verbesserte Pflegetechnik. Eine Auswirkung auf die Angstsymptome konnte nur mäßig festgestellt werden. Auch die Effekte auf Depressionen und Verhalten waren sehr gering. Bei Angstsymptomen dürfte eine längerfristige Intervention mehr Wirkung haben. Deutlich zeigt sich, dass die aktive Musiktherapie die größte Verbesserung der Symptome aufweist. Sie führt zu einer Aktivierung, Vitalisierung, sowie zu positiven Auswirkungen auf das Schlafverhalten von Patientinnen und Patienten mit Demenz. Die rezeptive Musiktherapie zeigt keine durchgängigen Tendenzen auf. Bei der Tiertherapie ist es besonders wichtig, dass auf die Wünsche der Patientinnen und Patienten eingegangen wird. Die Mitnahme des eigenen Haustieres weißt aber aktuell in vielen Langzeitbereichen noch Schwierigkeiten auf. Eine Stimmungsverbesserung konnte nur bedingt festgestellt werden. Diese wurde anhand von Mimik, Gestik und Nachlassen von Spannungen festgestellt. Vermutet wird, dass Patientinnen und Patienten, welche sich aktiv an der Therapie beteiligten, eher eine Stimmungsverbesserung aufweisen konnten. Durch die Tiertherapie konnten die positiven Auswirkungen der Patientinnen und Patienten auch gut in den Pflegealltag integriert werden. Diese wurden zunehmend aufmerksamer und kommunikativer. Auch die depressiven Symptome konnten reduziert werden. Die hundegestützte, beziehungsweise tiergestützte Therapie führt dazu, dass unerfüllte Bedürfnisse der Patientinnen und Patienten durch sinnvolle Aktivität, Stimulation, angenehme soziale Interaktion und Komfort durch Körperkontakt gewährleistet werden. Die verbesserten Depressionen können durch Freude und Engagement an neuartigen und stimulierenden Aktivitäten der hundeassistierten Therapie erklärt werden. Wahrscheinlich ist, dass die Interventionen eine Reihe von Bedürfnissen abdecken. Diese waren unter den Patientinnen und Patienten allerdings sehr unterschiedlich. Die Auswirkungen sind darauf zurückzuführen, ob die Patientinnen und Patienten die Hunde, beziehungsweise Tiere wirklich mochten und somit die Therapie mit mehr Spaß verbunden war und diese dadurch mehr davon profitieren konnten.

## 4.1 Limitation

Für die Bachelorarbeit wurden verschiedene Studien, aus unterschiedlichen Ländern, herangezogen. Für eine Verallgemeinerung der Ergebnisse der unterschiedlichen Interventionen zur Wahrnehmungsförderung von Menschen mit Demenz, gibt es aktuell noch zu wenig Studien. Die ausgewählten Studien beschränken sich auf den Langzeitpflegebereich. Studien im akuten Setting wurden für die Arbeit ausgeschlossen.

## 4.2 Fazit und Ausblick

Es gibt viele verschiedene Interventionen um die Wahrnehmung von Patientinnen und Patienten mit Demenz zu fördern. Allerdings ist die Umsetzung im Langzeitpflegebereich nicht immer durchsetzbar. Dies kann einerseits am Pflegepersonal, andererseits aber auch an den Patientinnen und Patienten liegen. Studien haben gezeigt, dass es beim Pflegepersonal an zeitlichen Ressourcen mangelt, um die Interventionen in den Pflegealltag integrieren zu können. Bei den Patientinnen und Patienten kann der Schweregrad der Demenz eine wesentliche Rolle spielen, welche möglicherweise zu einer Ablehnung der Interventionen führen kann. Tatsache ist, dass es noch Forschungsbedarf bezüglich Interventionen zur Wahrnehmungsförderung gibt. Anhand der Studien geht noch nicht eindeutig hervor, inwieweit die Wahrnehmung von Patientinnen und Patienten mit Demenz gefördert werden kann. Allerdings wäre es trotzdem wichtig, die bereits vorhandenen Interventionen in den Langzeitpflegebereichen in die Alltagspflege zu integrieren, um die Patientinnen und Patienten zu aktivieren und motivieren. Dazu bedarf es einerseits einer interdisziplinären Zusammenarbeit und andererseits entsprechender Weiterbildungen und Schulungen für das Pflegepersonal. Zudem sollten begleitende Implementierungs- und Evaluationsstudien dazu erfolgen um eine Nachhaltigkeit in der Umsetzung gewährleisten zu können.

# LITERATURVERZEICHNIS


Aromatherapie, Aromapflege und Aromakultur e.V. (2018). https://forum-essenzia.org/downloads/fe_info-broschuere_2018_web.pdf

Bienas M., Gnass I., Mayer B., Radbruch L., & Lukas A. (2019). Herausfordernde Verhaltensweisen und Schmerz bei Demenz – Erfahrungen von Pflegenden in einem Akutkrankenhaus. *Der Schmerz*, 2019. doi: 10.1007/s00482-019-0360-8.

Bundesministerium für Arbeit, Soziales, Gesundheit und Konsumentenschutz: Österreichischer Demenzbericht 2014. Bundesministerium für Gesundheit und Sozialministerium, 1. Auflage, Wien, 2014.

Deutsche Alzheimergesellschaft e.V.: Herausforderung Demenz. Wissenswertes zur Kommunikation und zum Umgang mit Menschen mit Demenz. 5. Auflage, Berlin, 2016.

Dovjak, P. (2016). Sinkende Inzidenz der Demenz. *Zeitschrift für gerontologische Geriatrie,* 2016, *49:350.* doi: 10.1007/s00391-016-1076-3.

European Society for Animal Assisted Therapy. (2019). https://www.esaat.org/definition-tiergestuetzter-therapie/

Fydrich T., Martin A., & Schneider. (2013). Musiktherapie – Entwicklungsstand und Wirkungsweise einer Spezialtherapie. *Psychotherapeut*, 2013, *58*, 79-99. doi: 10.1007/s00278-012-0958-0.

Gündling A. (2012). Aromatherapie bei Demenz. *EHK*, 2012, *61*, 286-293. doi: 10.1055/s-0032-1314700.

Hongo T., Kawai S., Kamoshita H., & Kurata M. (2013). Efficacy of aroma therapy for dementia. *Journal of Health and Sports Science Juntendo*, 2013, 4, 1-9. (

Hung Hsu M., Flowerdew R., Parker M., Fachner J., & Odell-Miller H. (2015). Individual music therapy for managing neuropsychiatric symptoms for people with dementia and their carers: a cluster randomized controlled feasibility study. *BMC Geriatrics,* 2015,*15:84*,1-19. doi: 10.1186/s12877-015-0082-4.

International Snoezelen Association. (2019, Mai 02). Retrieved from https://snoezelen-professional.com/en/snoezelen-engl

Kastner, U., & Löbach, R. (2014). Handbuch Demenz: Fachwissen für Pflege und Betreuung (3rd ed.) Deutschland: Elsevier.

Kurz A. (2013). Psychosoziale Interventionen bei Demenz. *Nervenarzt,* 2013, *84*, 93-105. doi: 10.1007/s00115-012-3655-x.

Livingston G., Kelly L., Lewis-Holmes E., Biao G., Morris S., Patel N., Omar R.Z., Katona C., & Cooper C. (2014). Non-pharmacological interventions for agitation in dementia: systematic review of randomized controlled trials. *The British Journal of Psychiatric*, 2014, *205*, 436-442. doi: 10.1192/bjp.bp.113.141119.

Marwedel U. (2013). Gerontologie und Gerontopsychiatrie: Fachwissen Pflege. Haan-Gruiten: Europa-Lehrmittel.

Marwedel, U., Weyerer S., & Schäufele M. (2013). Demenzielle Erkrankungen: Fachwissen Pflege. Haan-Gruiten: Europa-Lehrmittel.

Moretti F., De Ronchi D., Bernabel V., Marchetti L., Ferrari B., Forlani C., Negretti F., Sacchetti C., & Atti A.R. (2011). Pet therapy in elderly patients with mental illness. *The Offical Journal of the Japanese Psychogeriatric Society*, 2011, *11*, 215-129. doi: 10.1111/j.1479-8301.2010.00329.x.

National Institute on Aging. (2019, Mai 02). Retrieved from: https://www.nia.nih.gov/health/what-long-term-care

Österreichische Gesellschaft für wissenschaftliche Aromapflege. (2019). https://oegwa.at/pflege/definitionen-richtlinien/

Palm R., Köhler K., Dichter M.N., Bartholomeyczik S., & Holle B. (2013). Entwicklung, Umsetzung und Evaluation pflegerischer Interventionen für Menschen mit Demenz in der stationären Altenhilfe in Deutschland – eine Literaturstudie. *Pflege 2013,* 2013, *26 (5),* 337-355. doi: 10.1024/1012-5302/a000317.

Presch M., Hartl L., Tucek G., Minnich B., Kullich W., & Bernatzky G. (2011). Einflüsse von aktiver und rezeptiver Musiktherapie auf Kognition, Verhalten, Schlaf und allgemeine Befindlichkeit von

Demenzpatienten – eine Pilotstudie. *Schweizerische Zeitschrift für Ganzheitsmedizin*, 2011, *23*, 218-223. doi: 10.1159/000330216.

Püllen R., Coy M., Koetter G., Spate M., & Richter A. (2013). Tiergestützte Therapie im Demenzbereich eines Akutkrankenhauses. *Z Gerontol Geriat,* 2013, *46,*233-236. doi: 10.1007/s00391-013-0478-8.

Raglio A., Bellandi D., Bairadi P., Gianotti M., Ubezio M.C., Zanacchi E., Granieri E., Imbriani M., & Stramba-Badiale M. (2015). Effect of Active Music Therapy and Listening to Music on Dementia: A Mulitcenter Randomized Controlled Trial. *The American Geriatrics Society*, 2015, *63*, 1534-1539. doi: 10.1111/jgs.13558.

Sánchez A., Millán-Calenti J.C., Lorenzo-López L., & Maseda A. (2012). Multisensory Stimulation for People With Dementia: A Review of the Literature. *American Journal of Alzheimer Disease & Other Dementias*, 2012, *28(1),* 7-14. doi: 10.1177/1533317512466693.

Scheibeck R., Pallauf M., & Seeberger Bernd. (2011). Tier-Mensch-Beziehung im Pflegeheim. Ein vernachlässigtes Forschungsthema. *Pro Care Science*, *2*,137-142. doi: 10.1007/s16024-011-0044-5.

Schoberer D., Uhl Ch., Schaffer S., Semlitsch B., Haas W., & Schrempf S. (2011). Anwendung von Aromapflege in der klinischen Pflegepraxis. Eine systematische Übersichtsarbeit. *Pro Care Science,* 2011, *16(11),* 19-27. doi: 10.1007/s00735-011-0564-3.

Travers C., Perkins J., Rand J., Bartlett H., & Morton J. (2015). An Evaluation of Dog-Assisted Therapy for Residents of Aged Care Facilities with Dementia. *A multidisciplinary journal of the interactions of people and animals*, 2015, *26:2*, 213-225. doi: 10.2752/175303713X13636846944169.

Ueda T., Suzukamo Y., Sato M., & Izum S-I. (2013). Effects of music therapy on behavioral and psychological symptoms of dementia: A systematic review and meta-analysis. *Elsevier,* 2013,*12(2)* 628-641. doi: 10.1016/j.arr.2013.02.003.

Uehleke B., & Kerckhoff. (2012). Lavendelöl bei demenziell bedingter Unruhe – ein systematischer Review. *ZMK Wissen,* 2012, *1*, 18-22. doi:

Weltgesundheitsorganisation, & Alzheimer´s Disease International. (2017). Dementia: A public health priority. Geneva.

# Tabellenverzeichnis

# Abbildungsverzeichnis

# Anhang

Bewertungskriterien von Studien (Brandenburg, Panfil, und Mayer 2007)

| | | |
|---|---|---|
| **Beurteilen des weiteren Kontextes** | In welcher Zeitschrift wurde die Publikation veröffentlicht?<br>Wer ist die/der HerausgeberIn bzw. wer sind die HerausgerberInnen?<br>Welche Inhalte umfasst die Zeitschrift?<br>Gibt es ein Editorial Board? Für welche Zielgruppe ist die Zeitschrift?<br>Ist es ein peer-reviewter Artikel? | |
| **Entspricht der Aufbau der Studie dem EMED-Format** | | |
| **Design** | Was ist die Forschungsfrage?<br>Sind die Forschungsfragen klar formuliert? | |
| **Literaturanalyse** | Welche Literatur wurde genutzt (Alter, Relevanz)?<br>Wie wurde die Literatur gesucht?<br>Wie aktuell ist die verwendete Literatur? | |
| **Stichprobe** | Welche Art der Stichprobe wurde gezogen?<br>Sind Ein- und Ausschlusskriterien genannt worden?<br>Wie wurden die TeilnehmerInnen rekrutieret? | |
| **Methoden zur Datenerhebung** | Welche Methoden wurden eingesetzt?<br>Welche Variablen/Phänomene wurden erhoben und wie wurden diese erhoben? | |
| **Ethik** | Wurden die grundlegenden Aspekte der Ethik beachtet? | |
| **Ergebnisse** | Ist die Stichprobe ausreichend beschrieben worden?<br>War die Stichprobe ausreichend groß, um zu aussagekräftigen Ergebnissen zu kommen?<br>Sind die wichtigsten Ergebnisse adäquat und nachvollziehbar beschrieben worden?<br>Für welche Personen kann eine gültige Aussage gemacht werden? | |
| **Diskussion** | Wurden die Ergebnisse auf Basis der Fragestellung interpretiert?<br>Können Sie die Schlussfolgerung nachvollziehen? | |
| **Übertragbarkeit** | Welche Empfehlungen für Forschung und Praxis haben die AutorInnen genannt?<br>Können Sie die Empfehlungen nachvollziehen?<br>In welcher pflegerischen Situation und auf welche Gruppen übertragen Sie die Ergebnisse (Pflegepraxis, -pädagogik, -management)? | |

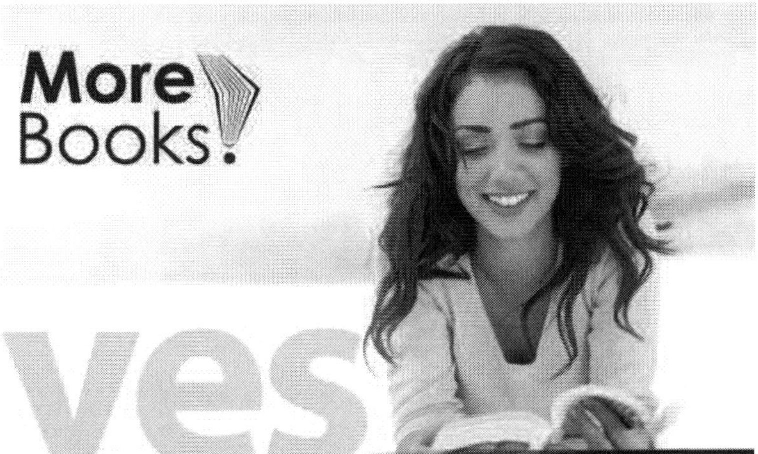
More Books!
yes

Zeitfracht Medien GmbH
Ferdinand-Jühlke-Straße 7,
99095 - DE, Erfurt
produktsicherheit@zeitfracht.de

FSC
www.fsc.org
MIX
Papier | Fördert
gute Waldnutzung
FSC® C083411

Druck:
CPI Druckdienstleistungen GmbH
im Auftrag der
Zeitfracht Medien GmbH
Ein Unternehmen der Zeitfracht - Gruppe
Ferdinand-Jühlke-Str. 7
99095 Erfurt